Eric Soteriou

Computerassistierte Chirurgie

Eric Soteriou

Computerassistierte Chirurgie

Genauigkeitsanalysen am Schädelmodell unter Verwendung eines elektromagnetischen Navigationssystems

Südwestdeutscher Verlag für Hochschulschriften

Impressum / Imprint

Bibliografische Information der Deutschen Nationalbibliothek: Die Deutsche Nationalbibliothek verzeichnet diese Publikation in der Deutschen Nationalbibliografie; detaillierte bibliografische Daten sind im Internet über http://dnb.d-nb.de abrufbar.
Alle in diesem Buch genannten Marken und Produktnamen unterliegen warenzeichen-, marken- oder patentrechtlichem Schutz bzw. sind Warenzeichen oder eingetragene Warenzeichen der jeweiligen Inhaber. Die Wiedergabe von Marken, Produktnamen, Gebrauchsnamen, Handelsnamen, Warenbezeichnungen u.s.w. in diesem Werk berechtigt auch ohne besondere Kennzeichnung nicht zu der Annahme, dass solche Namen im Sinne der Warenzeichen- und Markenschutzgesetzgebung als frei zu betrachten wären und daher von jedermann benutzt werden dürften.

Bibliographic information published by the Deutsche Nationalbibliothek: The Deutsche Nationalbibliothek lists this publication in the Deutsche Nationalbibliografie; detailed bibliographic data are available in the Internet at http://dnb.d-nb.de.
Any brand names and product names mentioned in this book are subject to trademark, brand or patent protection and are trademarks or registered trademarks of their respective holders. The use of brand names, product names, common names, trade names, product descriptions etc. even without a particular marking in this works is in no way to be construed to mean that such names may be regarded as unrestricted in respect of trademark and brand protection legislation and could thus be used by anyone.

Coverbild / Cover image: www.ingimage.com

Verlag / Publisher:
Südwestdeutscher Verlag für Hochschulschriften
ist ein Imprint der / is a trademark of
OmniScriptum GmbH & Co. KG
Heinrich-Böcking-Str. 6-8, 66121 Saarbrücken, Deutschland / Germany
Email: info@svh-verlag.de

Herstellung: siehe letzte Seite /
Printed at: see last page
ISBN: 978-3-8381-3857-2

Zugl. / Approved by: Freiburg, Albert-Ludwigs Universität, Diss., 2012

Copyright © 2014 OmniScriptum GmbH & Co. KG
Alle Rechte vorbehalten. / All rights reserved. Saarbrücken 2014

Inhaltsverzeichnis

Inhaltsverzeichnis 3

1. **Einleitung** 5

   1.1. Technische Entwicklung der computerunterstützten Chirurgie 5

      1.1.1. Entwicklung rahmenbasierter Stereotaxie 6

      1.1.2. Entwicklung rahmenloser Stereotaxie 7

   1.2. Einsatzgebiete computerassistierter Chirurgie 9

      1.2.1. Neurochirurgie 9

      1.2.2. Orthopädie und Unfallchirurgie 10

      1.2.3. Mund-Kiefer-Gesichtschirurgie 10

      1.2.4. Viszeral- und Thoraxchirurgie 10

      1.2.5 Hals-Nasen-Ohrenheilkunde 11

   1.3. Funktionsprinzip von Navigationssystemen 14

      1.3.1. Technische Grundlagen elektromagnetischer Navigationsgeräte 15

      1.3.2. Technische Grundlagen anderer Navigationssysteme 16

      1.3.3. Referenzierung und Registrierung 18

         1.3.3.1. Referenzmarkerbasierte Punktetransformation 20

         1.3.3.2. Oberflächenkonturenmatching 24

         1.3.3.3. Hybride Transformation 26

      1.3.4. Genauigkeit von Navigationssystemen 27

         1.3.4.1. Technische Genauigkeit 27

         1.3.4.2. Registrierungsgenauigkeit 27

         1.3.4.3. Anwendungsgenauigkeit 29

2. **Problemdiskussion und Zielsetzung der Arbeit** 30

3. Material und Methoden 31

3.1. Schädelmodelle 31

3.2. Bildgebung 33

3.3. Navigationssystem 34

3.4. Versuchsaufbau, Planung und Navigation 38

    3.4.1. Versuchsaufbau 38

    3.4.2. Planung 39

    3.4.3. Navigation 39

        3.4.3.1. Invasive Registrierung 41

        3.4.3.2. Nicht-invasive Registrierung....................................42

3.5. Auswertung der Daten 46

    3.5.1. Statistische Analyseverfahren 46

4. Ergebnisse 47

4.1. Vergleich der Gesamtgenauigkeiten aller drei Registrierungsmethoden 47

4.2. Genauigkeit der einzelnen Registrierungsmethoden 48

    4.2.1. Genauigkeit der invasiven Schraubenmarkerregistrierung 48

    4.2.2. Genauigkeit der automatischen Registrierung (Automatic Plus)..........50

    4.2.3. Genauigkeit der Hautoberflächenregistrierung (AccuMatch) 52

4.3. Genauigkeit an Einzellokalisationen 54

    4.3.1. Genauigkeit an Einzellokalisationen nach Schraubenmarkerregistrierung 55

    4.3.2. Genauigkeit an Einzellokalisationen nach automatischer Registrierung 56

    4.3.3. Genauigkeit an Einzellokalisationen nach Hautoberflächenregistrierung (AccuMatch) 57

    4.3.4. Vergleich der Genauigkeit der Einzellokalisationen zwischen den Gruppen 58

        4.3.4.1. Invasive Schraubenmarkerregistrierung versus automatische Registrierung 58

    4.3.4.2. Schraubenmarkerregistrierung versus Hautoberflächenregistrierung (AccuMatch) 59

    4.3.4.3. Automatische Registrierung versus Hautoberflächenregistrierung (AccuMatch) 60

4.4. Genauigkeiten von Lokalisationsgruppen 61

  4.4.1. Genauigkeit von Lokalisationsgruppen aller drei Registrierungsmethoden 63

  4.4.2. Vergleich zwischen den Lokalisationsgruppen 65

    4.4.2.1. Invasive Schraubenmarkerregistrierung versus automatische Registrierung 65

    4.4.2.2. Invasive Schraubenmarkerregistrierung versus Hautoberflächenregistrierung 66

    4.4.2.3. Automatische Registrierung versus Hautoberflächenregistrierung (AccuMatch) 67

4.5. Andere Registrierungsmethoden 68

  4.4.1. Genauigkeit der Registrierung mittels anatomischer Landmarken 68

  4.4.2. Genauigkeit der Oberkieferzahnschienenregistrierung 70

5. Diskussion 72

5.1. Methodik 72

  5.1.1. Studiendesign 72

  5.1.2. Fehlerquellen der Navigation 73

    5.1.2.1. Bilddatenaquisitation 73

    5.1.2.2. Fehlerquellen von Navigationssystemen 74

    5.1.2.3. Weitere Fehlerquellen 76

5.2. Navigation 77

5.3. Referenzierungssysteme 78

5.4. Registrierung 80

  5.4.1. Invasive Schraubenmarkerregistrierung 80

	5.4.2. Automatische Registrierung 82	
	5.4.3. Hautoberflächenregistrierung 84	
	5.4.4. Registrierung mit anatomischen Landmarken 86	
	5.4.5. Oberkieferzahnschienenregistrierung 87	
5.5	Ausblick 89	
6.	**Zusammenfassung** **90**	
7.	**Anhang** **92**	
8.	**Literaturverzeichnis** **94**	
9.	**Abkürzungsverzeichnis** **111**	
10.	**Abbildungsverzeichnis** **112**	
11.	**Tabellenverzeichnis** **116**	
12.	**Danksagung** **117**	

1. Einleitung

1.1. Technische Entwicklung der computerunterstützten Chirurgie

Der Begriff computerunterstützte Chirurgie ist in vielen Disziplinen der Medizin anzutreffen und wird vielseitig eingesetzt. In der Hals-Nasen-Ohrenheilkunde, der Mund-Kiefer-Gesichtschirurgie, der Viszeralchirurgie und der Orthopädie hat sich der Begriff computerassistierte Chirurgie (computer-assisted surgery) durchgesetzt.
Ebenfalls benutzte Synonyme sind: computerunterstützte Chirurgie (computer-aided surgery) und computerintegrierte Chirurgie (computer-integrated surgery). In der Neurochirurgie werden die Begriffe bildgestützte Chirurgie (image-guided surgery), navigierte Chirurgie (navigated surgery) und rahmenlose Stereotaxie (frameless stereotaxy) bevorzugt (Grunert, Darabi, Espinosa, & Filippi, 2003).

Unter diesen Begriffen werden diverse Anwendungen beschrieben und jede Fachrichtung setzt die Technik auf andere Art und Weise ein. Letztendlich bezeichnet der Begriff ein Verfahren, welches auf der Grundlage verschiedener bildgebender Verfahren wie die CT oder MRT, eine interaktive, intraoperative Lokalisation mit Hilfe von Computern ermöglicht (Klimek & Mösges, 1998).

Die folgenden Kapitel fassen die historische und technische Entwicklung der computerassistierten Chirurgie zusammen. Ferner werden Methoden und Anwendungen zur Echtzeitorientierung mit moderner Technik veranschaulicht.

1.1.1. Entwicklung rahmenbasierter Stereotaxie

Der Begriff Stereotaxie stammt aus dem griechisch-lateinischem "stereo"= dreidimensional und "taktik"= Berührung. Bei der rahmenbasierten Stereotaxie wird anhand eines Koordinatensystems ein präoperativ vorgegebener Plan umgesetzt und es erfolgt eine Führung der Instrumente.
Die erste Anwendung wurde 1889 vom Anatomie-Professor Dimitri Zernov in Moskau entwickelt und als "Enzephalometer" bekannt. Der russische Neurologe Grigory Rossolimo entwickelte diesen im Jahr 1907 weiter und nannte seinen Apparat "zerebralen Topographen" (Lichterman, 1998). Beide Systeme wurden am Menschen eingesetzt, da aber sowohl das Enzephalometer als auch der Topograph keine dreidimensionalen kartesianischen Koordinaten nutzten, können diese Systeme nicht mit der modernen Stereotaxie verglichen werden.

Der erste stereotaktische Rahmen wurde 1908 von Sir Victor A. H. Horsley und Robert H. Clarke beschrieben. Dieser nutzte ein dreidimensionales Koordinatensystem. DA er aber nicht am Menschen eingesetzt wurde, konnte er nicht für die zukünftige Entwicklung der Stereotaxie von Nutzen sein (Jensen, Stone, & Hayne, 1996).
Den Startpunkt für die stereotaktische Neurochirurgie setzte erst 40 Jahre später, die Einführung des stereotaktischen Rahmens von Spiegel et al. Dieser wurde erstmals bei einer Operation am Menschen eingesetzt und nutzte ein dreidimensionales kartesianisches Koordinatensystem um Lokalisationen am Gehirn zu definieren und die Instrumente zu führen (Spiegel Ea - Wycis, 1947).

Ein entscheidender Punkt bei der Weiterentwicklung und Verbreitung der Stereotaxie war der rasante Fortschritt der Röntgendiagnostik. Vor allem die Entwicklung der Computertomographie von Godfrey Hounsfield und Alan McLeod Cormack im Jahr 1971 (Hounsfield, 1973) ermöglichte die genaue Definierung eines Punktes im menschlichen Körper und damit das Prinzip der Navigationschirurgie.
Das Prinzip wurde von vielen Wissenschaftlern und Ärzten aufgefasst und weiterentwickelt. Es entstanden verschiedene Anwendungen rahmenbasierter Stereotaxie mit modifizierten Stereotaxie-Instrumenten und in der Folge die Entwicklung neuer Spezialinstrumente (Apuzzo & Sabshin, 1983; Gouda, Freidberg, Larsen, Baker, & Silverman, 1983; Kelly, Alker, & Goerss, 1982).

Ein wesentlicher Nachteil rahmenbasierter Anwendungen war die Notwendigkeit, den Patienten vor und während der Operation mit einer aufwendigen Rahmenkonstruktion, welche oft die Sicht auf das

Operationsgebiet verschlechterte, auszustatten. Außerdem war es nicht möglich, die eingesetzten Operationsinstrumente darzustellen (Anon, Lipman, Oppenheim, & Halt, 1994).

1.1.2. Entwicklung rahmenloser Stereotaxie

Der Unterschied zwischen rahmenbasierter und rahmenloser Stereotaxie ist relativ groß. Bei der computerassistierten Chirurgie, also auch der rahmenlosen Stereotaxie, kommt kein Rahmen zum Einsatz. Dem Chirurgen wird es ermöglicht, sich einen Überblick über die anatomischen Verhältnisse des Patienten zu verschaffen und sich über die jeweils aktuelle Position seiner Instrumente in der Anatomie zu informieren.
Da sich die Anwendung der rahmenbasierten Stereotaxie hauptsächlich auf die Neurochirurgie beschränkte und sich nicht für andere Eingriffe eignete, entstand das Bedürfnis, neue technische Hilfsmittel für weitere chirurgische Disziplinen zu entwickeln.

Die Idee der computerassistierten Chrirugie entstand schon viele Jahre zuvor. Bis Mitte der 1980er Jahre fehlten allerdings die technischen Möglichkeiten zu deren Umsetzung. Erst die rasante Entwicklung der Computertechnik und der Bildgebung ermöglichten, die bisher nicht erreichbaren Grundvorraussetzungen der navigierten Chirurgie zu erfüllen (Grunert, Darabi, et al., 2003):

- Schnelle Rechner mit Zugriff auf Datenbanken zur Bearbeitung großer Bilddatenmengen in Echtzeit.
- Hardware und Software für das System, basierend auf industrieller Robotertechnik mit hoher Genauigkeit.
- Hoher technischer Standard der Bildbearbeitung, basierend auf Erkenntnissen aus der Raumfahrt.

Da die Neurochirurgie Vorreiter der Stereotaxie Technologie war, wurden die ersten rahmenlosen Systeme ebenfalls für diesen Bereich entwickelt.

Schlöndorff führte im Jahr 1986 als Erster den Begriff der computerassistierten Chirurgie als eine Art "computerisierte Assistenz" für den Chirurgen in der HNO ein. Der Begriff etablierte sich und wird heutzutage weltweit benutzt (Klimek & Mösges, 1998).
Klinisch wurde 1987 erstmals ein mechanisches Navigationssystem eingeführt. Dieses ermöglichte anhand von CT/MRT Daten die genaue

Lokalisation von anatomischen Punkten während einer Operation. Die intraoperative Genauigkeit lag bei 2 mm (Schlöndorff, Mösges, Meyer-Ebrecht, Krybus, & Adams, 1989), (Watanabe, Watanabe, Manaka, Mayanagi, & Takakura, 1987).
Das System bestand aus einem mechanischen Arm mit 6 Gelenken und einer Rechnereinheit. An den Gelenken waren Sensoren befestigt, die den Winkel messen konnten. Anhand dieser Informationen konnte die Rechnereinheit die Position im Raum berechnen (Abbildung 1.1).

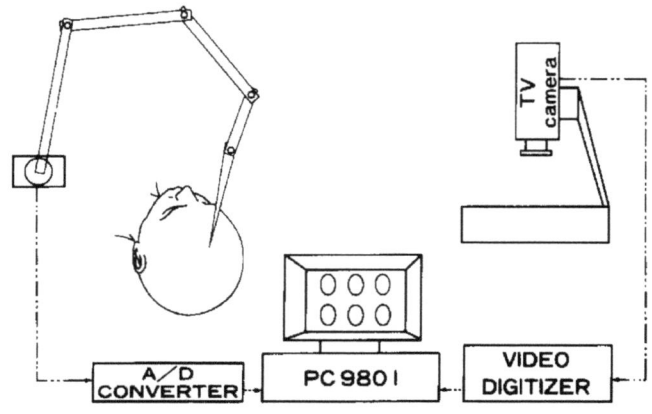

Abb. 1.1: Mechanisches Navigationssystem von Watanabe et al. 1987

Es folgte eine Vielzahl von Geräten und Technologien, die bis heute weiterentwickelt wurden (Abildung 1.2).

Einleitung

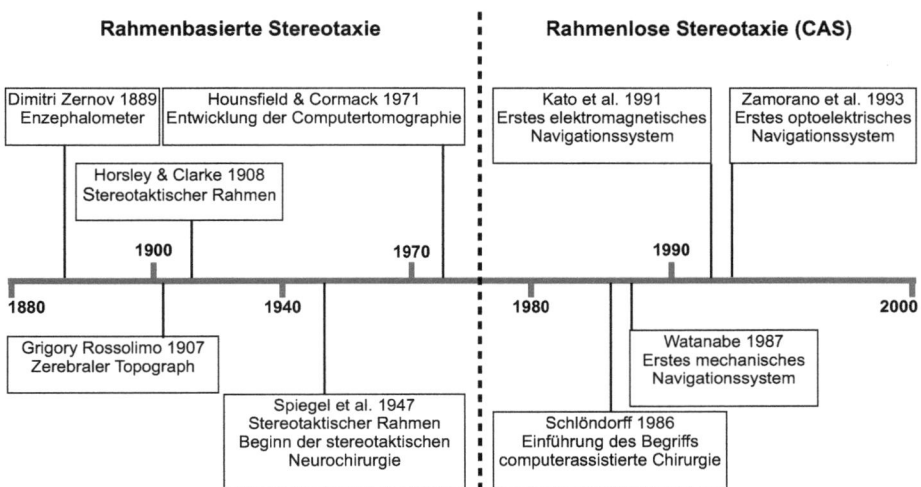

Abb. 1.2: Technische Entwicklung der computerassistierten Chirurgie

1.2. Einsatzgebiete computerassistierter Chirurgie

1.2.1. Neurochirurgie

Ihren ersten klinischen Einsatz fanden Navigationssysteme in der Neurochirurgie. Eine wichtige Anwendung ist die Lokalisation von kleinen intrakraniellen Tumoren (Boecher-Schwarz, Grunert, Guenthner, Kessel, & Mueller-Forell, 1996; Ebeling, Hasdemir, & Barth, 1993; Grunert, Charalampaki, et al., 2003).

Die computerassistierte Chirurgie wird in der funktionellen Neurochirurgie, bei intrakraniellen Eingriffen tiefer Hirnstrukturen bei Schmerzsydromen, bei extrapyramidalen Bewegungsstörungen und bei Epilepsien eingesetzt.
Die Implantation tiefsitzender Elektroden bis in den Hippocampus und die Hippocampektomie werden durch die rahmenlose Stereotaxie einfacher geplant und durchgeführt (Tanaka, Olivier, Hashizume, Hodozuka, & Nakai, 1999). Weitere Anwendungsgebiete sind Biopsien, Einlegung von Abszessdrainagen und Kathetern, die interstitielle Brachytherapie, endoskopische Eingriffe im Ventrikelsystem und in der Spinalchirurgie (Grunert, Darabi, et al., 2003).

1.2.2. Orthopädie und Unfallchirurgie

Die ersten Anwendungen in der Orthopädie wurden von der Neurochirurgie übernommen und in der Wirbelsäulenchirurgie eingesetzt. Im Anschluss, als erster nicht-wirbelsäulenchirurgischer Bereich, folgte der endoprothetische Hüftgelenksersatz.
Heutzutage werden sowohl Kniegelenksersatzoperationen, periazetabuläre Osteotomien, Beckenringfrakturen, Tibiaosteotomien als auch vordere Kreuzbandersatzoperationen durchgeführt (Jenny, 2006).

1.2.3. Mund-Kiefer-Gesichtschirurgie

In der Mund-Kiefer-Gesichtschirurgie wird die computerassistierte Chirurgie in vier Bereichen eingesetzt.
In der dentalen Implantologie erfolgt der Einsatz bei der Planung und Durchführung komplexer Eingriffe (Miller, 2007). Dysgnathien werden bei Beeinträchtigungen des ästhetischen Gesamtbildes und nach erfolgloser orthodontischer Behandlung nach Wachstumsende chirurgisch behandelt. Ebenfalls chirurgisch behandelt werden kongenitale Malformationen des Schädels und des Gesichts (Marmulla & Niederdellmann, 1998).
Weitere Anwendungsbereiche sind die Traumatologie, Fremdkörperentfernungen und die onkologische Chirurgie bei komplexen anatomischen Verhältnissen (Hassfeld, Muhling, & Zoller, 1995).

1.2.4. Viszeral- und Thoraxchirurgie

Die Anwendungen von computerassistierter Chirugie in der Viszeral- und Thoraxchirurgie sind bis heute limitiert. Durch die anatomischen Gegebenheiten, die kontinuierliche Bewegung der Hohlorgane im Operationssitus und die Atemverschieblichkeit stellt sich der Navigation ein hoher Aufwand entgegen.
Einige Anwendungen der Navigationschirurgie lassen sich in der Leberchirurgie, zur Darstellung der Lebersegmente, Gefäßabschnitte und der zu resezierenden Arealen finden (Grenacher et al., 2005).

1.2.5 Hals-Nasen-Ohrenheilkunde

Neben der Neurochirurgie und der Mund-Kiefer-Gesichtschirurgie zählt die HNO zu den drei häufigsten Anwendern der computerassistierten Chirurgie.

Haupteinsatzgebiet der Navigationssysteme in der Hals-Nasen-Ohrenheilkunde sind Eingriffe an der vorderen Schädelbasis und der Rhinobasis. Zu den Eingriffen zählen tumorchirurgische Operationen, Fremdkörperentfernungen und Versorgung von Frakturen (Klimek, Mösges, Laborde, & Korves, 1995; Mösges & Schlöndorff, 1988).

Die funktionelle endoskopische Nasennebenhöhlenchirurgie (FESS) stellt den größten Anwendungsbereich der computerassistierten Chirurgie dar (Strauß, 2009).
Dieser Eingriff wird heutzutage meist minimal-invasiv durchgeführt. Durch die komplizierte Anatomie der Nasenhöhlen wurde der Zugang über diese viele Jahre kontrovers diskutiert und die hohe Komplikationsrate gefürchtet (Freedman & Kern, 1979). Bei den schwerwiegenden Komplikationen konnte allerdings kein Zusammenhang zwischen Operationstechnik (endoskopisch vs. klassisch) und Schweregrad bzw. Häufigkeit festgestellt werden (Al-Swiahb & Al Dousary, 2010; Farhadi et al., 2011; May, Levine, Mester, & Schaitkin, 1994; Ramakrishnan, Kingdom, Nayak, Hwang, & Orlandi, 2012; Tabaee, Kacker, Kassenoff, & Anand, 2003).
Sie treten hauptsächlich aufgrund von unzureichender anatomischer Orientierung auf. Anatomische Landmarken, die normalerweise zur Orientierung genutzt werden, sind wegen Blutungen, destruktiver Raumforderungen oder Rezidiveingriffen oftmals nicht vorhanden oder nicht sichtbar (Klimek, Wenzel, & Mosges, 1993).

Mit der Einführung und der kontinuierlichen Weiterentwicklung der minimal-invasiven Nasenebenhöhlenchirurgie, ist das Hauptziel der Navigationschirurgie, eine bessere intraoperative Orientierung für den Chirurgen, bei den oft schwierigen anatomischen Verhältnissen der Nasennebenhöhlen, zu gewährleisten.
Durch die Unterstützung von Navigationssystemem zeigt sich eine Tendenz zu verminderten Komplikationsraten, die Operationsdauer konnte verkürzt und ein verbessertes postoperatives Ergebnis mit verkürzten stationären Aufenthalten erzielt werden (Moore, Ross, & Marentette, 1999).

Indikationen für den Einsatz eines Navigationssystems sind:

- Nasennebenhöhlenrevisionschirurgie
- Veränderte Nasennebenhöhlenanatomie (Entwicklung, postoperativ, posttraumatisch)
- Ausgedehnte Nasennebenhöhlenpolyposis
- Pathologie mit Einfluss auf Sinus frontalis, sphenoidalis und posteriores Ethmoid
- Pathologie mit Einfluss auf Schädelbasis, Orbita, N. opticus oder A. carotis
- Schädelbasisverletzung
- Benigne und maligne Nasennebenhöhlen- und Schädelbasistumoren (Healthcare, 2011).

Zunehmend werden Operationen mithilfe von Navigationssystemen an der Otobasis (lateralen Schädelbasis) durchgeführt. Ziel ist auch hier eine verbesserte intraoperative Lokalisation anatomischer Strukturen v.a bei Tumoren oder Gehörgangsatresien (M. Caversaccio, Stieger, Weber, Häusler, & Nolte, 2009).
Obwohl Chirurgen den positiven Nutzen der Technik anerkennen, gibt es keine ausreichend durchgeführten Studien, um Leitlinien zu verfassen und diese flächendeckend einzusetzen (Gunkel et al., 1999).
Mögliche Empfehlungen für den Gebrauch von Navigationssystemen zur Erhöhung der Funktionalität des Gehörs, des Gleichgewichts und des Gesichtsnervs an der lateralen Schädelbasis sind (M. Caversaccio et al., 2009):

- Veränderte Anatomie bei Malformationen oder nach Traumata,
- Raumforderungen im Mittel- oder Innenohr,
- Raumforderungen in der Felsenbeinspitze und mittleren Schädelgrube,
- Ausbildung

Bei folgenden Pathologien kann die Indikation bestehen, Eingriffe mithilfe von Navigation durchzuführen (Caversaccio & Freysinger, 2003):

- Primäre/sekundäre Polyposis nasi
- Biopsien
- Benigne und maligne Tumoren
- Mukozelen
- Choanalatresie
- Zerebrospinaler Flüssigkeitsleck
- Sphenoidalmukose
- Crista galli Zyste
- Maligne Orbitopathie
- Akustikusneurinom
- Cholesteatom
- Kochleaimplantat
- Kompression des Nervus Fazialis
- Interstitielle Brachytherapie
- Trigeminus Neuralgie

1.3. Funktionsprinzip von Navigationssystemen

Das Prinzip von Navigationssystemen besteht aus der Erstellung eines virtuellen Koordinatensystems, in dem die Echtzeitpositionsdarstellung chirurgischer Instrumente im dreidimensionalen Modell stattfindet. Daduch wird eine genaue Lokalisierung in der Anatomie des Patienten erreicht.
Es handelt sich um ein reines Assistenzsystem zur Orientierung. Der Operateur ist weiterhin alleiniger Entscheidungsträger und verantwortlich für die Durchführung des Eingriffs (Klimek & Mösges, 1998).

Generell werden vier Schritte benötigt, um eine intraoperative Navigation zu ermöglichen:

- Die Erstellung eines virtuellen Modells
- Die Korrelation des Patienten mit dem Modell (Referenzierung/ Registrierung)
- Die Erfassung der Koordinaten
- Die Darstellung des Modells und der Instrumente

Erstellung eines vituellen Modells

Entscheidend für eine korrekte Modellerstellung ist die Datenaquisitation nach einem standardisierten Protokoll. Hauptsächlich werden die beiden Verfahren CT und MRT eingesetzt.
Eine wichtige Grundvoraussetzung bei der Navigation ist, dass sich die Strukturen nicht von einer zuvor aufgenommenen CT/MRT unterscheiden.

Korrelation des Patienten mit dem Modell

Um eine Übereinstimmung der Bilddaten mit der realen Anatomie des Patienten zu erhalten, müssen diese durch einen Referenzierungsprozess korreliert und die Lage registriert werden. Es gibt verschiedene Möglichkeiten und Ansätze die Referenzierung und Registrierung durchzuführen.
Auf die einzelnen Techniken und Methoden wird in Kapitel 1.3.3 ausführlich eingegangen.

Erfassung der Koordinaten

Für die Erfassung der Koordinaten wird eines der folgenden Messsysteme eingesetzt:

- elektromagnetisch
- elektromechanisch
- ultraschallbasiert
- optoelektrisch

Darstellung des Modells und der Instrumente

Die gewonnenen Informationen werden in Form von multiplanaren Schnittbildern dargestellt. Es werden die axiale, koronare und sagittale Achse mit gemeinsamen Schnittpunkt, entsprechend der Spitze des Messinstruments dargestellt. Weiterhin generiert die Rechnereinheit ein 3D-Modell, welches frei beweglich ist (Schlöndorff et al., 1989).
Das Instument wird ebenfalls positionsgerecht eingeblendet.
Zusätzliche Optionen ermöglichen Vergrößerungen der Bilder (Zoom) und Gewebedifferenzierung für eine bessere Darstellung gewisser anatomischer Strukturen.

1.3.1. Technische Grundlagen elektromagnetischer Navigationsgeräte

Das erste elektromagnetische Navigationssystem wurde 1991 vorgestellt und fand zuerst Einsatz bei neurochirurgischen Eingriffen (Kato, Yoshimine, Hayakawa, Tomita, & Mogami, 1991).

Durch energetische Ladung in einer spezifischen Sequenz wird ein Magnetfeld von einem Magnetfeldgenerator (Transmitter) erzeugt. Ein Empfänger (Receiver) wird an ein chirurgisches Instrument angeschlossen (z.B einen Aspirator). Bei Eintritt der Magnetsensorspulen (Empfänger) in das Magnetfeld reagieren diese und bauen eine Induktionsspannung auf. Diese Spannung variiert je nach Position des Sensors im Magnetfeld. Die Rechnereinheit kann die Variationen der Spannung messen und bearbeiten. Dem folgend basiert die Lagebestimmung des Instruments auf der Detektion von Magnetfeldänderungen durch Magnetspulen.
Aus der gewonnenen Information lässt sich durch trigonometrische Analysen die genaue Position des Instruments bestimmen (Anon, 1998).

1.3.2. Technische Grundlagen anderer Navigationssysteme

Mechanische Navigationssysteme

Elektromechanische Navigationssysteme haben es als erste auf den Markt geschafft. Diese Systeme besitzen einen mechanischen 3D-Messarm, wie er auch in der Industrie anzutreffen ist. Über einen Drehwinkelgeber wird die Winkelstellung jedes einzelnen Gelenks an die Rechnereinheit übermittelt und dadurch die Position berechnet (Anon, 1998; M. Caversaccio, Zheng, & Nolte, 2008).

Referenzpunkte an den präoperativ angefertigten CT/MRT Bildern werden verglichen und in ein Koordinatensystem gebracht. Die Messarme können an verschiedenen Punkten aufgesetzt werden und diese ansteuern.

Das erste mechanische Navigationsgerät für die Hals-Nasen-Ohrenheilkunde wurde 1987 entwickelt (Schlöndorff et al., 1989). Der Erfolg dieser Systeme blieb allerdings wegen der Größe, des Gewichts und der eingeschränkten Beweglichkeit des Messarmes aus.

Akustische Navigationssysteme

Das erste nicht-mechanische Navigationssystem war ein ultraschallbasiertes System (Hata, Dohi, Iseki, & Takakura, 1997).
Ein Ultraschallemitter wird am Signalgeber befestigt und die Signale werden von Mikrofonen aufgenommen. Diese sind im Operationssaal verteilt. Anhand der unterschiedlichen Laufzeiten der Schallwellen kann mittels Triangulation die genaue Position des Senders ermittelt werden.

Optoelektrische Navigationssysteme

1993 wurde das erste optoelektrische Navigationssystem vorgestellt (Zamorano, Nolte, Kadi, & Jiang, 1993). In den folgenden Jahren wurden diese schnell weiterentwickelt und finden heute einen verbreiteten Einsatz vor allem in der vorderen und lateralen Schädelbasischirurgie (Heilbrun, McDonald, Wiker, Koehler, & Peters, 1992; Westermann, Trippel, & Reinhardt, 1995).

Es wird zwischen aktiven und passiven Systemen unterschieden. Bei den aktiven Systemen erfolgt über die Detektion von infrarotlichtemittierenden Dioden (IR-LED's) durch Infrarotkameras, die Ortung von Instrumenten. Bei den passiven Systemen werden die Instrumente mit Reflektoren ausgestattet. Die Kameras senden einen Infrarotblitz aus, dieser wird reflektiert und von der Kamera erkannt.
Die Bestimmung der Position im Raum erfolgt mittels Triangulation, eine Methode zur Messung von Entfernungen mit Licht. Da die Lage der Dioden und Kameras und die Abmessungen der Messfühler zueinander bekannt sind, können die Koordinaten berechnet werden.

Tabelle 1 führt verschiedene kommerziell erhältliche Navigationssysteme auf. Überwiegend lassen sich optische Navigationssysteme im klinischen Einsatz finden. Sonare und mechanische Navigationssysteme sind überhaupt nicht anzutreffen.

Gerätename	Hersteller	Messprinzip
EasyGuide	Philips, Niederlande	optisch
SPOCS	Aesculap, Deutschland	optisch
ViewingWand	ISG, Kanada	optisch
FlashPoint 5000	IGT, USA	optisch
OptoTrak	Northern Digital, Kanada	optisch
Optical Tracking System	Radionics, USA	optisch
Vector Vision	BrainLab, Deutschland	optisch
Stealth Station	Sofamor Danek, USA	optisch
InstaTrak	VTI, USA	elektromagnetisch
VirtualPatient	Artma, Österreich	elektromagnetisch
SMN	Carl Zeiss, Deutschland	optisch

Tab. 1: Kommerziell erhältliche Navigationssysteme

1.3.3. Referenzierung und Registrierung

Bei der Navigationschirurgie liegen dem Operateur im Prinzip verschiedene Koordinatensysteme vor. Auf der einen Seite befinden sich die Koordinaten der realen Patientenanatomie (x, y, z) und auf der anderen Seite die Koordinaten des virtuellen Modells, welche aus den CT Bildern berechnet wurden (x', y', z'). Zusätzlich im Raum, befinden sich die navigierten Instrumente, was ebenfalls ein Koordinatensystem darstellt (Majdani, Leinung, & Heermann, 2006).
Um die Navigation durchführen zu können, müssen diese verschiedenen Koordinatensysteme in Beziehung gesetzt werden (Maintz & Viergever, 1998; Majdani et al., 2006).
Es werden zwei Prozesse unterschieden, die Referenzierung und die Registrierung.

Der Patient und die Instrumente werden dem Navigationssystem durch den Prozess der Referenzierung kenntlich gemacht. Es werden invasive und nicht-invasive Markierungselemente, sogenannte Patient Tracker eingesetzt (M. Caversaccio et al., 2009; M. Caversaccio et al., 2008; Majdani et al., 2006; Metson, Gliklich, & Cosenza, 1998).
In der HNO Chrirugie wird die volle Beweglichkeit des Kopfes gefordert. Der Einsatz der Mayfield-Klemme beschränkt sich daher eher auf den Bereich der Neurochirurgie (Grauvogel, Grauvogel, Arndt, Berlis, & Maier, 2012).
Tabelle 2 zeigt verschiedene Referenzierungssysteme.

Invasive Referenzierungssysteme	Nicht-invasive Referenzierungssysteme
Kalottenfixiertes Referenzobjekt (Stern)	Headset
Referenz an einer Mayfield-Klemme	Headband
	Oberkieferbissschiene

Tab. 2: Referenzierungssysteme

In der vorliegenden Studie wurde ein nicht-invasives Headset als Referenzierung benutzt. Es ermöglicht eine dynamische Referenzierung. Bewegungen während der Navigation werden berechnet und es wird keine erneute Registrierung benötigt (Heermann, Schwab, et al., 2001).

Die Registrierung stellt den entscheidenden Schritt dar, um die Navigation durchführen zu können. Die Patientenkoordinaten, das Referenzobjekt und die Koordinaten des virtuellen Modells werden bei diesem Prozess korreliert (Majdani et al., 2006).
Es handelt sich dabei um eine Überlagerung der beiden Bildinformationen, um eine möglichst gute Übereinstimmung der Bilder zu bekommen; und die Erstellung einer Transformationsmatrix, um eine Übereinstimmung der Koordinaten zu erhalten (Grunert, Darabi, et al., 2003).
Diese Beziehung ermöglicht letztendlich eine genaue intraoperative Navigation.
Spezielle Marker werden am virtuellen Modell definiert und im Anschluss mit dem Instrument an der realen Patientenanatomie identifiziert. Jeder zusätzlich verwendete Punkt erlaubt eine genauere Korrelation.
Da es sich bei den Daten um ein Volumen handelt, werden mindestens 4 Punkte für eine erfolgreiche Registrierung benötigt (Fitzpatrick, West, & Maurer, 1998).

Für den Prozess werden verschiedene mathematische Berechnungstechniken eingesetzt:

- Referenzmarkerbasierte Punktetransformation (fiducial paired-point transformation)
- Oberflächenkonturenmatching (surface contour matching)
- Hybride Transformation (hybrid transformation)

1.3.3.1. Referenzmarkerbasierte Punktetransformation

Präoperativ festgelegte Referenzmarkierungen werden benutzt, um die Registrierung durchzuführen. Es wird zwischen invasiven und nicht-invasiven Registrierungsmarkern unterschieden (Abbildung 1.3).

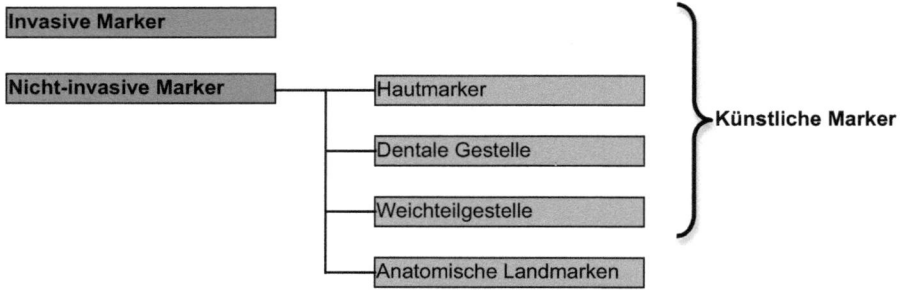

Abb. 1.3: Einteilung Registrierungsmarker modifiziert nach Winkelmann (Winkelmann,

Invasive Marker müssen vor dem präoperativen CT-Scan am knöchernen Schädel fixiert werden und verbleiben dort bis zum operativen Eingriff.
Im Idealfall können anatomische Landmarken (Knochenvorsprünge, Haut, Weichteile) als nicht-invasive Referenzmarker der Registrierung dienen. Diese sind ständig vorhanden, müssen daher nicht vor dem präoperativen CT-Scan definiert werden.
Hingegen müssen adhäsive Hautmarker, dentale Gestelle und Weichteilgestelle vor dem präoperativen CT-Scan aufgesetzt werden. (Metzger, Rafii, Holhweg-Majert, Pham, & Strong, 2007).
Sind die Referenzpunkte korreliert, kann das Navigationssystem die Lage des Patienten im Raum bestimmen.

Invasive Marker

Invasive Referenzmarker werden in den meisten Fällen in Form von Titanschrauben vor dem präoperativen CT-Scan am Schädel des Patienten unter Lokalanästhesie fixiert. Der Schraubenkopf wird sowohl auf den CT Bildern als auch beim Patienten leicht identifiziert. Außerdem ermöglicht der Hohlraum im Schraubenkopf die Ansteuerung mit dem Instrument zur intraoperativen Registrierung. Von äußerster Wichtigkeit für eine genaue Registrierung ist eine konstante Position der Schrauben zwischen präoperativer Bilddiagnostik und der eigentlichen Operation (Eggers, Muhling, & Marmulla, 2006).

Ebenfalls eingesetzt werden Gewindeschrauben, die je nach bildgebendem Verfahren mit austauschbaren radioopaken Elementen versehen werden (Abbasi et al., 2001; Alp, Dujovny, Misra, Charbel, & Ausman, 1998; Gall, Verhey, & Wagner, 1993).
Invasive Marker sind der Goldstandard der Registrierung, da sie die höchste Genauigkeit aufweisen (Knott, Batra, Butler, & Citardi, 2006).
Ein weiterer Vorteil ist die sichere Fixierung. Die Marker können nach der Bildgebung nicht verrutschen oder verloren gehen.

Diesen Vorteilen steht allerdings der große Nachteil ihrer Invasivität gegenüber. Sie müssen vor dem CT-Scan in Lokalanästhesie operativ fixiert werden und erfordern eine sehr hohe compliance des Patienten.
Ganz außer Acht können auch die kosmetischen Ergebnisse nicht gelassen werden, welche oft von Patienten nicht toleriert werden (Metzger et al., 2007).
Aufgrund der genannten Nachteile werden invasive Schraubenmarker in der Hals-Nasen-Ohrenheilkunde kaum eingesetzt. Ausnahmen sind große Eingriffe an der lateralen Schädelbasis und maxillofasziale Rekonstruktionen in der Mund-Kiefer-Gesichtschirurgie (Heermann, Issing, Husstedt, Becker, & Lenarz, 2001; Heermann, Mack, et al., 2001; Metzger et al., 2007).

Hautmarker

Hautmarker werden direkt vor dem CT-Scan auf der oberflächlichen Haut des Patienten in Form selbstklebender Patientenmarker (registration fiducials) angebracht. Es werden Regionen geringer Verschieblichkeit und Bewegung der Haut bevorzugt.
Die Hautmarker bilden die Grundlage der Registrierung. Dabei kann der Kopf des Patienten z.B. in einer Mayfield-Klemme fixiert werden. Bei der optischen Navigation werden kopffixierte Patientenreferenzierungssterne, sogenannte Patient tracker verwendet.

Die volumenorientierte Markerkonfiguration bei der Registrierung mit Hautmarkern hat Nachteile. So erfordert sie bei der Bildgebung oft einen größeren Scanbereich, was in Folge zu einer erhöhten Strahlenbelastung führt. Im schlimmsten Fall muss die Bildgebung wiederholt werden (Cartellieri & Vorbeck, 2000).

Problematisch ist außerdem der Zeitraum zwischen Bildaquisitation und Operation, in dem es zur Verrutschung der Marker bei Weichteilschwellungen und zum Verlust bei der Lagerung des Patienten kommen kann. Die Folgen reichen von verminderter Registrierungsgenauigkeit bis hin zu einer nicht durchführbaren Registrierung (Gunkel, Thumfart, & Freysinger, 2000).

Hautmarker eignen sich aufgrund ihrer Vorteile vor allem für kleine, weniger komplizierte Eingriffe. Bei komplizierten, aufwendigen Operationen ist die unzureichende Genauigkeit der Registrierung limitierend (Ecke, Maurer, Boor, Khan, & Mann, 2003; Eggers et al., 2006).

Dentale Gestelle und Weichteilgestelle

Um die Genauigkeit invasiver Registrierungsmarker zu erzielen, aber deren Invasivität zu umgehen, wurden Systeme entwickelt, die dem Patienten nicht invasiv aufgesetzt werden können und die Marker bereits enthalten (Headsets).
Die Systeme werden dem Patienten vor dem CT-Scan aufgesetzt, können in der Zwischenzeit entfernt werden und vor der Operation in gleicher Position wiederaufgesetzt werden.

Weichteilgestelle

Bei Weichteilgestellen handelt es sich in den meisten Fällen um sogenannte Headsets. Sie werden bilateral in den äußeren Gehörgängen und auf der Nasenwurzel positioniert. Durch das Aufsitzen an drei Positionen ist ein guter Halt und die exakte Positionierung des Headsets in der gleichen Position sichergestellt. Aufgrund ihrer geringen Genauigkeit finden sie hauptsächlich Einsatz in der endoskopischen Nasennebenhöhlenchirurgie, wo geringere Genauigkeiten toleriert werden (Howard, Dobbs, Simonson, LaVelle, & Granner, 1995; Klimek & Mösges, 1998).

Dentale Gestelle

Dentale Gestelle werden für jeden Patienten individuell angefertigt und in Form von Oberkieferbissschienen und extraoralen Gestellen als Träger von Registrierungsmarkern eingesetzt (Eggers, Mühling, & Marmulla, 2005).
Oberkieferbissschienen zeigen sehr hohe Genauigkeiten im Bereich der Maxilla, der Orbita und der anterioren Schädelbasis. Mit der zunehmenden Entfernung von den Markern nimmt jedoch die Genauigkeit sehr stark ab, was den Einsatz von extraoralen Gestellen erfordert (Eggers et al., 2005).
Obwohl die Navigationsgenauigkeit durch den Einsatz extraoraler Gestelle erhöht werden kann, bildet die Größe mancher Gestelle den limitierenden Faktor ihrer Einsatzfähigkeit bei komplizierten Eingriffen in der Hals-Nasen-Ohrenheilkunde. Ihr Einsatz beschränkt sich daher meist auf endoskopische Eingriffe der Nasennebenhöhlen (Howard et al., 1995).

Anatomische Landmarken

Anatomische Landmarken sind charakteristische Strukturen des Patienten, die sowohl in der Anatomie als auch im virtuellen Modell leicht zu identifizieren sind. Es wird eine bestimmte Anzahl von Landmarken definiert und mithilfe des Zeigeinstruments am Patienten angesteuert.

In der Hals-Nasen-Ohrenheilkunde eingesetzte Landmarken sind das anteriore Ende der Sutura frontozygomatica, der Angulus oculi, der Tragus, die Nasenspitze, das Nasion und die Mittellinie der Verbindung zwischen Spina nasalis anterior und Prämaxilla (Claes et al., 2000).

Der entscheidende Vorteil bei der Registrierung mittels anatomischer Landmarken ist deren permanentes Vorhandensein, was keine zusätzliche Anbringung von Markern während der Bildgebung erfordert. Die compliance der Patienten stellt kein Problem dar. Die Marker können weder verrutschen noch verloren gehen.
Bei der Bildgebung muss allerdings eine Immobilisation durch Fixierung des Kopfes gewährleistet werden, da es sonst zu Ungenauigkeiten bei der Registrierung kommen kann (C. R. Maurer & Fitzpatrick, 1993).

1.3.3.2. Oberflächenkonturenmatching

Bei der Registrierung mittels Oberflächenkonturenmatching (surface matching) werden keine einzelnen Punkte korreliert sondern die beiden Flächen als Ganzes betrachtet.
Eine Fläche besteht aus einer Rekonstruktion der präoperativ gewonnenen Bilddaten. Die zu korrelierende Fläche wird intraoperativ durch verschiedene Verfahren gewonnen.
Algorithmen berechnen eine Transformationsmatrix, mit der versucht wird, die beiden kongruenten Flächen zur Übereinstimmung zu bringen (Abbildung 1.4).

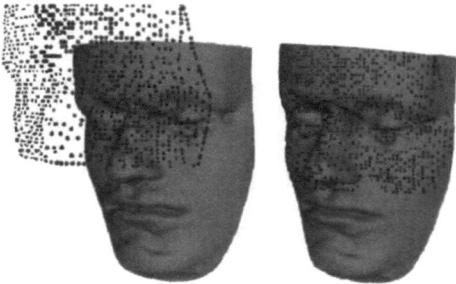

Abb. 1.4: Funktionsprinzip des Oberflächenkonturenmatchings modifiziert nach BrainLAB Academy Manual

Der bekannteste und zumeist eingesetzte Algorithmus ist der "Iterative closest point algorithm" (Besl & McKay, 1992). Er basiert auf einer Minimierung der Abstände zwischen einzelnen Punkten.
Eine ständige Skalierung, Translation und Rotation wird so lange angewandt, bis eine annähernd genaue Übereinstimmung der Bildflächen erreicht wird (Eggers et al., 2006).

Die Oberflächeninformationen der Bilddatensätze werden mithilfe von Algorithmen der Navigationssoftware berechnet, die z.B die Hautoberfläche von den Bilddaten subtrahieren.
Für die Gewinnung der Informationen der Patientenoberfläche werden folgende Methoden eingesetzt:

- Taktile Oberflächenregistrierung
- Berührungslose Oberflächenregistrierung

Taktile Oberflächenregistrierung

Bei der taktilen Oberflächenregistrierung werden die Oberflächeninformationen mit dem Pointer des Navigationssystems gesammelt. Es werden zwischen 40 und 200 Punkte gesammelt (Herring & Dawant, 2001; C. R. Maurer & Fitzpatrick, 1993; Sugano, Sasama, Sato, Nakajima, & Ochi, 2001).
Es erfolgt eine Korrelation der Koordinaten der gesammelten Punkte mit der korrespondierenden Oberfläche der Bilddaten und die Berechnung des Registrierungsfehlers.

Da dieser Prozess sehr zeitaufwändig ist, wurden Systeme entwickelt, die automatisch und kontinuierlich Punkte auf der Oberfläche sammeln (Herring & Dawant, 2001; Kall, Goerss, Stiving, Davis, & Kelly, 1996; Kitchen, Lemieux, & Thomas, 1993).
Beispiele dafür sind das Softtouch Verfahren der Firma BrainLab, Heimstetten, Deutschland für ein optisches Navigationssystem und die AccuMatch Methode der Firma GE Medical Systems, Wisconsin, USA für ein elektromagnetisches Navigationssystem (Abbildung 1.5a).

Berührungslose Oberflächenregistrierung

Optoelektrische Navigationssysteme nutzten optische Systeme zur Oberflächenerfassung. Ein Laser sendet einen Punkt auf die Oberfläche, dieser wird reflektiert und von den Infrarotkameras des Navigationssystems erfasst (Abbildung 1.5b) (Raabe et al., 2002; Schlaier, Warnat, & Brawanski, 2002).
Bei Lasersystemen werden bis zu 200.000 Punkte gesammelt. Damit wird eine höhere Genauigkeit erzielt (Marmulla, Luth, Muhling, & Hassfeld, 2004).

In der Hals-Nasen-Ohrenheilkunde bildet die Kombination der optischen Navigationssysteme mit dem Oberflächenkonturenmatching das am meisten eingesetzte Verfahren zur Registrierung bei endoskopischen Nasennebenhöhleneingriffen (Metzger et al., 2007).

Nachteil der Oberflächenregistrierung ist die Anfälligkeit gegenüber Weichteilschwellungen und Lagerungsunterschieden bei der Bildgebung und der Operation. Eine Registrierung ist in diesem Fall nicht möglich und die Bildgebung muss wiederholt werden (Eggers et al., 2006; Marmulla et al., 2004).
Die ideale Position für die Punktesammlung sind Nase, Stirn und periorbitale Lokalisationen. Da die Genauigkeit mit zunehmender Entfernung zu diesen

Lokalisationen abnimmt, sind Eingriffe okzipital nicht möglich (Eggers et al., 2006; Raabe et al., 2002).

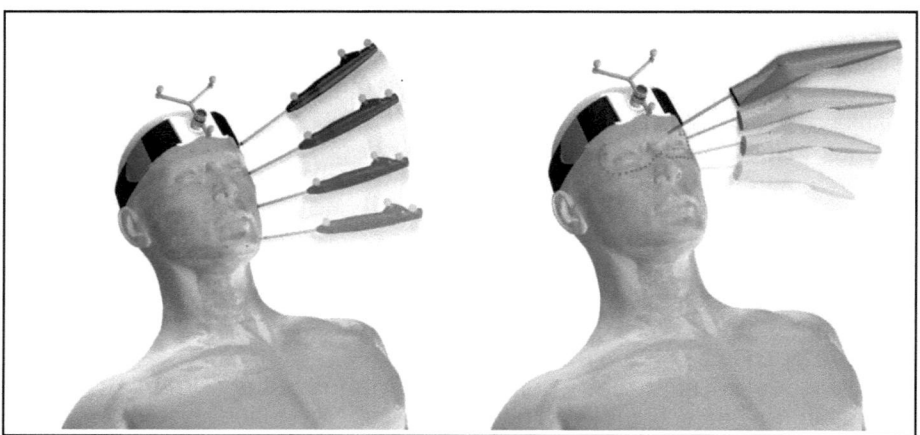

Abb. 1.5: a) Taktile Hautoberflächenregistrierung (Softtouch Verfahren) b) Berührungslose Hautoberflächenregistrierung (z-Touch Verfahren); modifiziert nach BrainLAB Academy Manual

1.3.3.3. Hybride Transformation

Bei der hybriden Transformation werden referenzmarkerbasierte Punktetransformation und Oberflächentransformation kombiniert, um die Genauigkeit der Registrierung zu erhöhen.
Der Einsatz eines einzigen Schraubenmarkers kann sowohl die Genauigkeit der Registrierung positiv beeinflussen, als auch die Anzahl der benötigten Punkte für das Oberflächenmatching stark reduzieren (C. R. Maurer, Jr., Maciunas, & Fitzpatrick, 1998).

Einleitung

1.3.4. Genauigkeit von Navigationssystemen

Die Genauigkeit von Navigationssystemen wird mit verschiedenen Methoden gemessen, was einen Vergleich oft erschwert, da die Einführung eines standardisierten Wertes nicht möglich ist (Grunert, Darabi, et al., 2003).
Nach der Nomenklatur von Fitzpatrick (Fitzpatrick et al., 1998) werden drei verschiedene Genauigkeitstypen unterschieden, um die Genauigkeit eines Navigationssystems zu beschreiben:

- Technische Genauigkeit
- Registrierungsgenauigkeit
- Anwendungsgenauigkeit

1.3.4.1. Technische Genauigkeit

Der Begriff technische Genauigkeit beschreibt die Genauigkeit der Fähigkeit des Navigationssystems, seine eigene Position im Raum zu bestimmen.
Ein modernes optisches System mit zwei CCD Kameras, einer Auflösung von 512x512 Pixel und einer Entfernung unter 2 Metern kann einen Punkt mit einer Genauigkeit von 0,3-0,5 mm erfassen (Grunert, Darabi, et al., 2003). Die Genauigkeit sonarer Systeme beträgt 0,9 mm. Luftturbulenzen und Temperatureinflüsse haben allerdings einen negativen Einfluss auf die Genauigkeit und können diese um bis zu 1 mm verringern.
Bei elektromagnetischen Navigationssystemen muss darauf geachtet werden, dass die Entfernung der elektromagnetischen Quelle minimiert wird, da die Genauigkeit exponentiell mit der Entfernung von dieser abnimmt (Grunert, Darabi, et al., 2003).

1.3.4.2. Registrierungsgenauigkeit

Die Registrierungsgenauigkeit ist der wichtigste Parameter zur Bestimmung der Genauigkeit eines Navigationssystems (Benardete, Leonard, & Weiner, 2001; Kall et al., 1996; Kitchen et al., 1993; Lemieux, Kitchen, Hughes, & Thomas, 1994; Wang, Maurer, Fitzpatrick, & Maciunas, 1996).
Der Genauigkeitswert repräsentiert den Fehler, der bei der Darstellung der Koordinaten im Bilddatensatz entsteht. Er zeigt also an, ob das Instrument korrekt im Bilddatensatz wiedergegeben wird (Grunert, Darabi, et al., 2003).
Für den Ausdruck der Registrierungsgenauigkeit gibt es verschiedene Werte, die unterschiedlich interpretiert werden (Fitzpatrick et al., 1998).

Bei der referenzmarkerbasierten Registrierung (Pair-Point Registration, PPR) beschreibt der Fiducial Localization Error (FLE) den Fehler, der zwischen Markern im Bilddatensatz und Markern am Patienten auftritt, wenn diese für die Registrierung definiert werden.
Nach durchgeführter Registrierung sollten die Marker im Idealfall übereinstimmen. Da es kein System mit einer absoluten Genauigkeit gibt, wird die Abweichung als Fiducial Registration Error (FRE) beschrieben.
Wenn der Chirurg einen Punkt ansteuert, gibt der Target Registration Error (TRE) die Differenz zwischen Position im Bilddatensatz und realer Position am Patienten an (Abbildung 1.6).

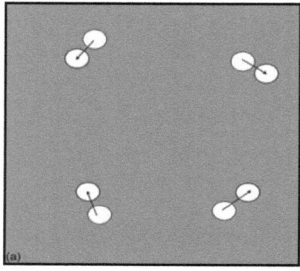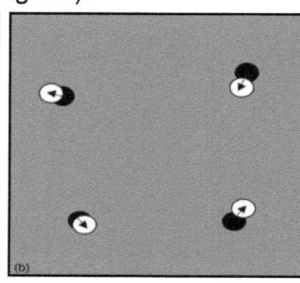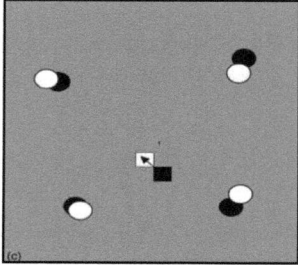

Abb. 1.6: Registrierungsfehler; a) Fiducial Localization Error (FLE); b) Fiducial Registration Error (FRE);
Target Registration Error (TRE) Modifiziert nach West et. al.
(West, Fitzpatrick, Toms, Maurer, & Maciunas, 2001)

Prinzipiell lässt sich sagen, dass dieser Wert mit der Entfernung der angesteuerten Punkte zu den Registrierungsmarkern zunimmt (Fitzpatrick et al., 1998).
Der Fiducial Registration Error wird nach erfolgreicher Registrierung als RMS= Root mean square Wert, in Millimetern angegeben. Dieser Wert beschreibt die Euklidische Distanz, ausgedrückt als Genauigkeitsfehler, zwischen den definierten Registrierungspunkten auf den CT-Bildern und den korrespondierenden im Raum angesteuerten Registrierungspunkten am Patienten. Es ist die am meisten verwendete Messgröße der Registrierungsqualität (Guoyan Zheng, 2007).
Ein niedriger RMS Wert ist allerdings nicht mit einer zufriedenstellenden Registrierung für den klinischen Einsatz gleichzusetzen, da an den geforderten anatomischen Lokalisationen geringere Genauigkeiten auftreten können als an den für die Registrierung benutzten Punkten.
Aus diesem Grund ist es erforderlich, eine Kontrolle an verschiedenen anatomischen Lokalisationen durchzuführen, wo der durchaus wichtigere TRE Wert gemessen wird und die Genauigkeit des Systems für den klinischen Einsatz gewährleistet werden kann (Freysinger et al., 1998; Metzger et al., 2007).

Die Genauigkeit wird durch folgende Faktoren beeinflusst (Grunert, Darabi, et al., 2003):

- Technische Genauigkeit des Navigationssystems
- Art der Registrierungsmarker (invasiv, anatomische Landmarken etc.)
- Form der Registrierungsmarker
- Abweichen der Registrierungsmarker von ihrer ursprünglichen Position
- Bestimmung des Zentrums der Registrierungsmarker mit dem Pointer
- Auflösung der Bilder in Pixelgröße in der x- und y Achse und Schichtdicke in der z Achse
- Ein rechtwinkliger Bilddatensatz
- Bewegung des Patienten während der Bildgebung
- Art der Bildgebung (CT, MRT, DSA)

1.3.4.3. Anwendungsgenauigkeit

Die Anwendungsgenauigkeit kann als TE (targeting error) bezeichnet werden. Sie beschreibt, wie genau der Pointer in der Patientenanatomie während einer Operation zu den entsprechenden Positionen im CT Datensatz reagiert. Die Anwendungsgenauigkeit ist am wenigsten vorhersehbar, da sie von Faktoren wie Lokalisation des Eingriffes, Bewegung während des Eingriffes u.a abhängig ist (Grunert, Darabi, et al., 2003).

2. Problemdiskussion und Zielsetzung der Arbeit

Navigationssysteme werden seit einigen Jahren in der computerassistierten Chirurgie der Hals-Nasen-Ohrenheilkunde eingesetzt. Im Zeitalter der minimal-invasiven Chirurgie unterstützen sie den Operateur, indem sie die anatomische Orientierung erleichtern. Dadurch können Operationskomplikationen vermindert und die Operationsdauer verkürzt werden. Dies führt letztendlich zu einer kürzeren stationären Verweildauer des Patienten.

In der Hals-Nasen-Ohrenheilkunde kommen vorrangig optische und elektromagnetische Navigationssysteme zum Einsatz. Da die CAS häufig bei Nasennebenhöhleneingriffen, aber auch bei Operationen an der Laterobasis eingesetzt wird, ist hierbei eine uneingeschränkte Beweglichkeit des Patientenkopfes erforderlich.

Die Navigationsgenauigkeit ist von vielen Faktoren abhängig. Sie wird jedoch entscheidend von dem Registrierungsprozess beeinflusst.

In der folgenden Studie, wurden an vier Modellen des menschlichen Schädels, mit dem elektromagnetischen Navigationssystem InstaTrak 3500 der Firma GE Healthcare, Wisconsin, USA, Genauigkeitsanalysen durchgeführt. Zur Referenzierung kam ein nicht-invasives Headset zum Einsatz. Es wurden 5 verschiedene Registrierungsmethoden untersucht. Die invasive Schraubenmarkerregistrierung als Goldstandard und die nicht-invasiven Methoden der automatischen Registrierung, der Hautoberflächenregistrierung, der anatomischen Landmarkenregistrierung und der Oberkieferzahnschienenregistrierung.

<u>Fragestellung</u>

1) Unterscheiden sich die 5 Registrierungsmethoden hinsichtlich ihrer Navigationsgenauigkeit?

2) Wie verhält sich die Navigationsgenauigkeit an unterschiedlichen anatomischen Lokalisationen?

3) Ist in Abhängigkeit von der anatomischen Lokalisation jeweils ein System dem anderen überlegen?

3. Material und Methoden

3.1. Schädelmodelle

Vier individuelle Modelle des menschlichen Schädels wurden mittels 3D-Drucker aus Gipspulver hergestellt (Spectrum Z510; Z Corporation, Burlington, Massachusetts, USA).
Zuerst wurde, basierend auf CT Datensätzen von Patienten der HNO Universitätsklinik Freiburg, mithilfe einer 3D-Software ein 3D-Computermodell erstellt. Ausgewählt wurden Datensätze, die zur Navigation angefertigt worden waren. Damit war gewährleistet, dass alle notwendigen Strukturen (wie beispielsweise das komplette Mittelgesicht) mitabgebildet waren. Es wurden ferner anatomisch möglichst unterschiedliche Schädel-CTs ausgewählt, um ein verhältnismäßig weites Spektrum an physiologisch vorzufindenden anatomischen Charakteristika abzudecken (Form, Symmetrie und Größe).

Das 3D-Computermodell besteht aus einem Geflecht von räumlich angeordneten Dreiecken welches ein Volumen einschließt. Die Software des 3D-Druckers schneidet das 3D-Modell in mehrere hundert digitale Schichten auf. Jede digitale Schicht entspricht einer produzierten Schicht im 3D-Drucker.
Durch eine Schichtfeinheit von 0,1 mm wird die hohe Präzision erreicht.

Puder und Bindemittel (ZP130 und ZB7; Z Corporation, Burlington, Massachusetts, USA) bilden die Basis des Modells. Ein spezielles Infiltriermittel (Kunstharzmaterial Z-Bond 101; Z Corporation, Burlington, Massachusetts, USA) wird auf das Modell aufgetragen, dringt in die Poren ein und sorgt für die Stabilität und Härte des Modells, insbesondere der filigranen Teile.

An den Schädelmodellen wurden an zuvor festgelegten anatomischen Lokalisationen 26 Titanschrauben (Länge, 5/17mm; Durchmesser, 1mm; Kopfhohlraum, 1mm; Stryker-Leibinger, Freiburg, Deutschland) zur Registrierung und Ansteuerung (registration fiducials und target fiducials) für die Messungen positioniert (s.Anhang Tabelle 3).
Dabei wurde auf eine symmetrische, bilaterale Anordnung der Schrauben geachtet (Ausnahme bildeten die Lokalisationen Keilbeinhöhlendach und Clivus mit unilateralen Schrauben).
Desweiteren wurden die Lokalisationen in anbetracht ihrer Relevanz für den HNO Arzt ausgewählt (Abbildung 3.1a).

Material und Methoden

Für jedes Schädelmodell wurde von einer Maskenbildnerin des Theaters Freiburg eine individuelle Silikonmaske angefertigt. Es handelt sich um fiktive Masken ohne Bezug zum realen Weichteilmantel des CT-Datensatzes. Sie können aber aufgrund ihrer Beschaffenheit Unterschiede in der Dicke verschiedener Gesichtspartien sowie eine gewisse Hautverschieblichkeit imitieren (Abbildung 3.1b). Dadurch wird ermöglicht, die Laborbedingungen der Studie so realitätsgerecht wie möglich zu gestalten.

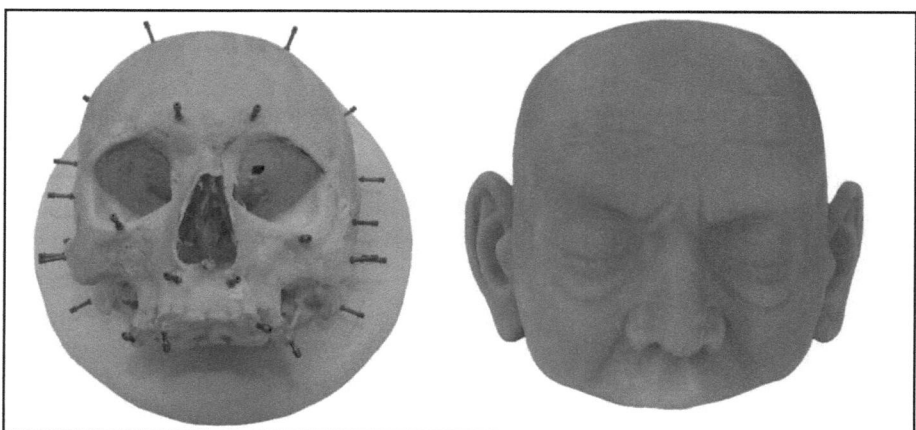

Abb. 3.1: a) Schädelmodell mit Titanschrauben b) Silikonmaske

Um eine exakte Positionierung und Ansteuerung der Schrauben in der vorderen und lateralen Schädelbasis zu gewährleisten, wurde während der Schädelherstellung eine ca. 15x15 cm große Öffnung am hinteren Bereich des Schädels ausgefräst (Abbildung 3.2a).
Außerdem wurde bei der Auswahl der Lokalisationen und der Positionierung der Schrauben deren Ansteuerbarkeit nach Aufsetzen des Headsets berücksichtigt (Abbildung 3.2b).

Material und Methoden

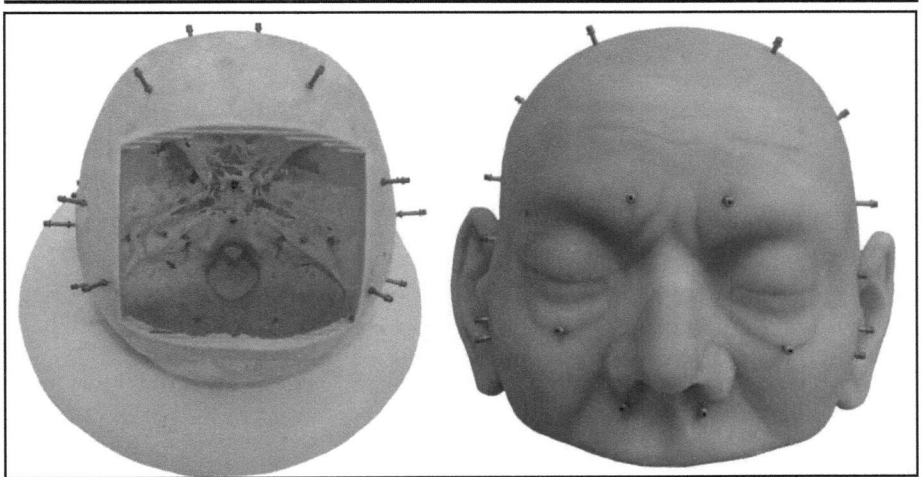

Abb. 3.2: a) Zugang zu Schrauben an der Schädelbasis b) Positionierung der Schrauben am fertigen Modell

3.2. Bildgebung

Die vier Schädelmodelle wurden mit jeweils 26 Titanschrauben, ihren individuellen Oberkieferzahnschienen und dem GE Healthcare Headset im CT der Abteilung Neuroradiologie am Universitätsklinikum Freiburg (Somatom Sensation 16; Siemens AG, München, Deutschland), gemäß dem vom Hersteller empfohlenen Protokoll gescannt (Tabelle 4).

Scanning Plane	Axial
Patient Position	Supine
Gantry Angle	Zero
Matrix Size	512
Slice Thickness	1-3 mm
Scanning Mode	Helical
Table increment	1 mm
Algorithm	Standard Brain

Tab. 4: Empfohlenes CT Scan Protokoll modifiziert nach InstaTrak 3500 Betriebsmanual

Jeweils ein Spiral-CT-Datensatz wurde in axialer Richtung von kaudal nach kranial erhoben.

Die Schichtdicke betrug 1 mm, Gantry 0°, Auflösung 512 × 512 (X × Y) und Pixelgröße 0,396 × 0,396 mm.
Die DICOM Daten wurden mittels CD-ROM auf das Navigationssystem übertragen.

3.3. Navigationssystem

Beim InstaTrak 3500 Plus (GE Healthcare, Wisconsin, USA) handelt es sich um ein elektromagnetisches Navigationssystem.
Zur Planung und Navigation wurde die aktuell installierte Software-Version GE Nav Linux 2.4.2 verwendet.
Das Navigationsgerät besteht aus einem elektromagnetischen Sender (Transmitter), einem Empfänger (Receiver), einer Rechnereinheit und einem hochauflösenden (1280 X 1024 pixel),
20 Zoll Monitor (Abbildung 3.3).

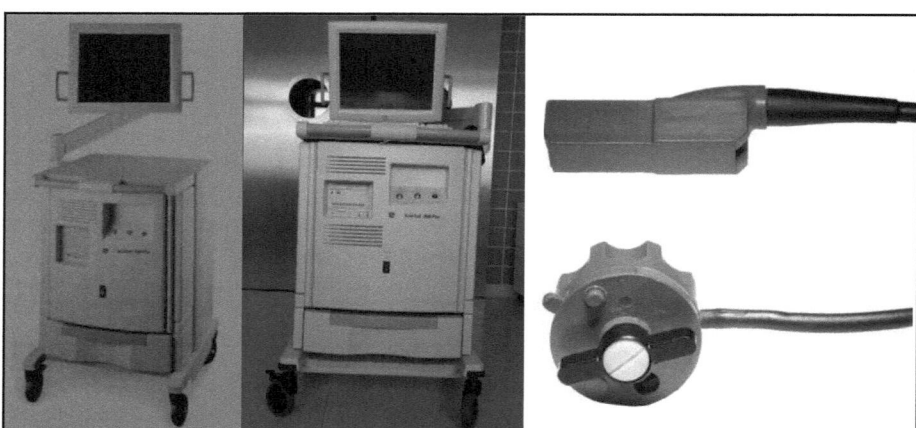

Abb. 3.3: a-b) Navigationssystem InstaTrak 3500; c) Receiver (Empfänger) d) Transmitter (Sender)

Der Sender wird an das Headset angeschlossen. Er besteht aus Spulen, welche in einer bestimmten Frequenz energetisch geladen werden. Dadurch entsteht ein elektromagnetisches Feld.
An den Empfänger wird das Instrument angeschlossen. Es stehen ein kurzes oder langes Zeigeinstrument (Pointer), gerader oder gewinkelter Sauger (15°, 45°, 90°) und Kurretagen zur Wahl (Abbildung 3.4).
Für die Genauigkeitsmessungen der Studie wurde der Pointer (Button Probe) eingesetzt, um die Titanschrauben exakt ansteuern zu können und dadurch

die anatomischen Referenzpunkte in den drei Raumebenen genau lokalisieren zu können. Der Pointer empfängt die gesendeten elektromagnetischen Wellen durch den im Handgriff integrierten Receiver (Abbildung 3.5).

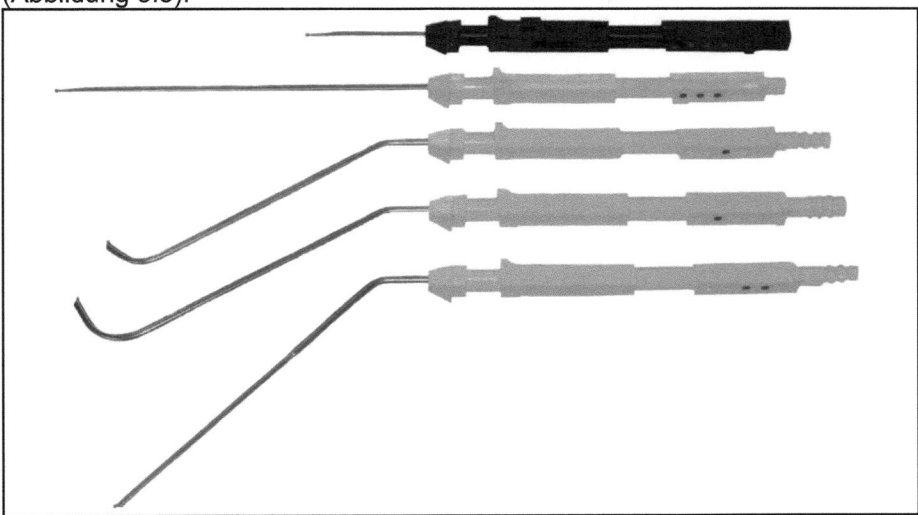

Abb. 3.4: Instrumente für den Einsatz am Navigationssystem InstaTrak 3500

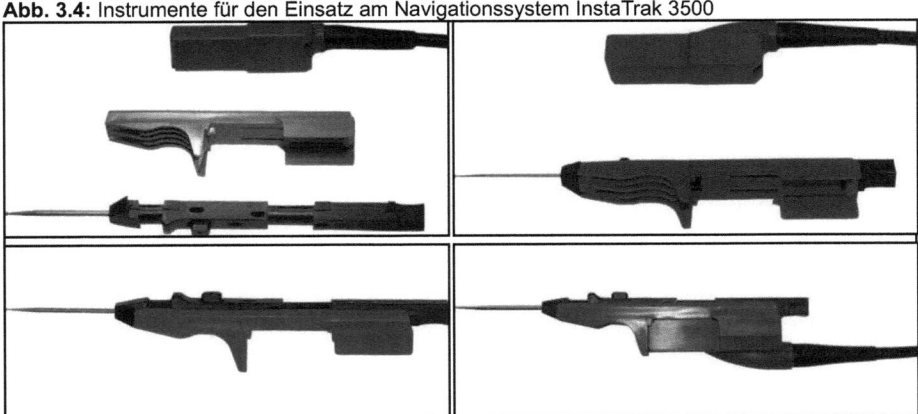

Abb. 3.5: Pointer (Button Probe), Handgriff und Empfänger (Receiver)

Bewegt sich das Instrument in das elektromagnetische Feld wird eine elektrische Spannung induziert. Die Spannungsgröße variiert je nach Lage des Empfängers im magnetischen Feld.
Diese Unterschiede in der Spannung werden letztendlich von der Rechnereinheit gemessen, bearbeitet und in Koordinaten im Raum umgewandelt.

Material und Methoden

Das Kunststoff Headset dient als Anschlusspunkt des elektromagnetischen Transmitters, als ständig ansteuerbarer Referenzpunkt während eines Eingriffs und der automatischen Registrierung. Das Headset wird dem Patienten vor der präoperativen CT aufgesetzt.
Durch das Aufsitzen an drei Punkten (Gehörgänge bilateral und Nasenwurzel) ist die Position des Headsets laut Hersteller immer dieselbe. Daher kann es beliebig oft entfernt und wiederaufgesetzt werden (Abbildung 3.6).

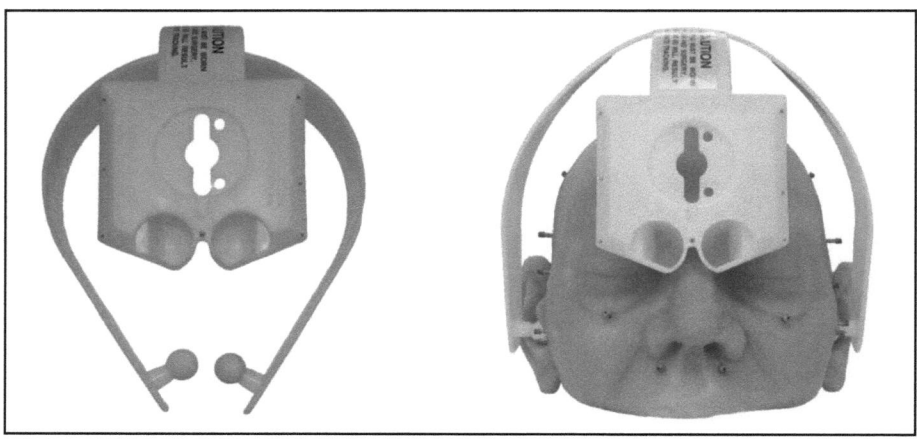

Abb. 3.6: GE Healthcare Headset

In der Fixierplatte des Headsets sind 7 kleine Metallpunkte integriert (Abbildung 3.7a). Wenn die Position der Metallpunkte identifiziert und mit der Position in den CT Bildern abgeglichen wurde, greift ein mathematischer Algorithmus der Software des Navigationssystems und ermöglicht die automatische Registrierung.
Zusätzlich befinden sich an den lateralen Plastikschenkeln des Headsets 2 weitere Metallschrauben (Abbildung 3.7b). Diese können beim Prozess der automatischen Registrierung vom Pointer angesteuert werden und den automatischen Registrierungsmodus, zu dem in dieser Studie verwendeten „automatic plus" Modus erweitern.
Am Monitor ist sowohl in den CT-Bildern in axialer, sagittaler und koronarer Ebene, als auch im 3D-generierten Bild des Schädels ein virtuelles Bild des Pointers dargestellt (Abbildung 3.8).
Zusätzliche Optionen sind Vergrößerungen der Bilder (Zoom) und Einstellungen der Gewebedifferenzierung für eine bessere Darstellung gewisser anatomischer Strukturen.

Material und Methoden

Die Bedienung erfolgt entweder über eine Tastatur und Eingabemaus oder über den berührungsempfindlichen Bildschirm. Dies ist besonders hilfreich bei Messungen an schwierigen Lokalisationen wie dem Siebbein oder dem Clivus.

Die Rechnereinheit erlaubt es, verschiedene Bilder (Snapshots) von Bildschirmabbildungen zu erstellen, welche auf CD-ROM oder Floppy-Disketten übertragen werden können.

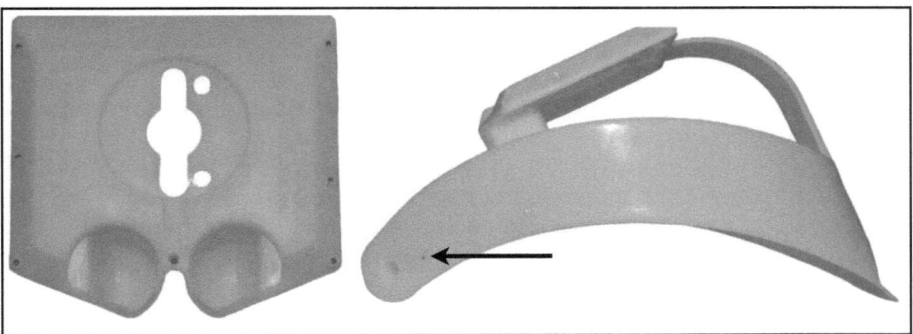

Abb. 3.7: a) Fixierplatte des Headsets b) Headset von lateral; Pfeil zeigt lateralen Marker

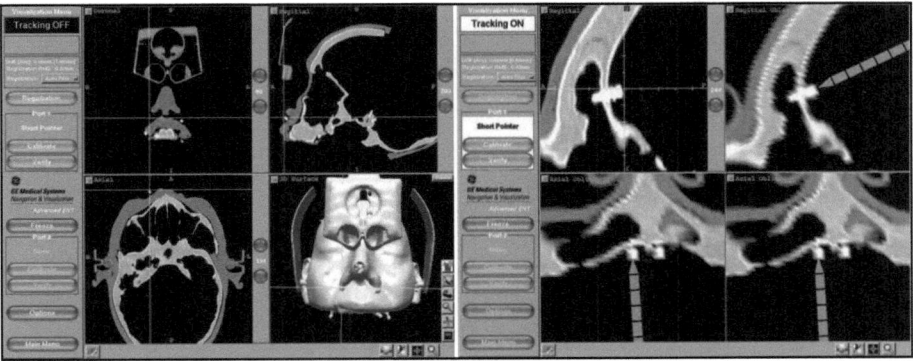

Abb. 3.8: Screenshots von Planung und Navigation

Material und Methoden

3.4. Versuchsaufbau, Planung und Navigation

3.4.1. Versuchsaufbau

Die Genauigkeitsmessungen mit dem elektromagnetischen Navigationssystem InstaTrak 3500 erfolgten an den vier individuell angefertigten Gipskopfmodellen. Es wurde an jedem der vier Schädel jeweils die Navigationsgenauigkeit nach Schraubenmarker-, automatischen, Hautoberflächen-, anatomischen Landmarken- und Oberkieferzahnschienenregistrierung getestet. Insgesamt wurden 24 Messreihen durchgeführt.
Nach abgeschlossenem Registrierungsprozess wurden die 26 Schraubenmarker (30 bei der Oberkieferzahnschienenregistrierung, durch die 4 zusätzlichen Schrauben der Zahnschiene) jeweils 5-mal angesteuert und der Wert abgelesen. Für jedes Schädelmodell wurden fünf Durchläufe durchgeführt.
Somit wurden insgesamt für jede Registrierungsmethode 100 Werte (4x5x5) pro Schraubenmarker bestimmt (s. Anhang Tabelle 5).

Die Durchführung der Messungen erfolgte im Operationssaal der HNO Uniklinik Freiburg.
Für die Simulation einer intraoperativen Navigation wurde der Kopf für die jeweilige Messung auf einem Operationstisch mithilfe eines Schaumstoffrings sicher positioniert (Abbildung 3.9).
Bei den einzelnen Messreihen wurde immer dieselbe Positionierung des Kopfes angestrebt.
Das Headset wurde zwischen den Messreihen und zwischen den Durchläufen am Kopf belassen.
Für die Messungen wurden immer dieselben Instrumente benutzt.

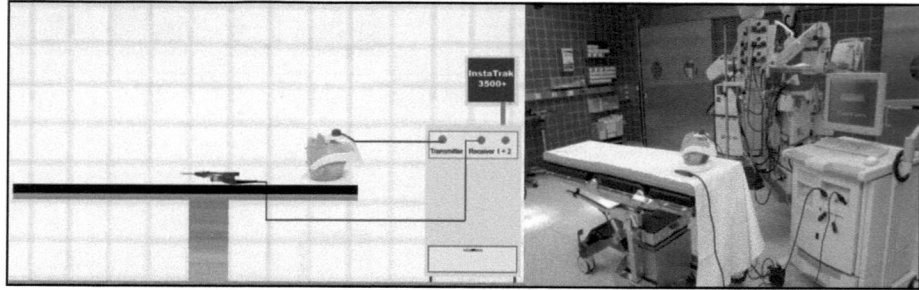

Abb. 3.9: Versuchsaufbau
a) Virtuelles Bild b) Operationssaal HNO Uniklinik Freiburg

3.4.2. Planung

Die Navigationsplanung erfolgte mit Hilfe der Software GE Nav Linux 2.4.2. Dafür wurde im CT Datensatz für jeden Schraubenmarker vor der jeweiligen Messung die quadratische Vertiefung mittig definiert.
Zuerst erfolgte dies bei 100% Vergrößerung im axialen Bild zur groben Orientierung und im Anschluss zur Feinabstimmung im multiplanaren axialen, koronaren und sagittalen Schnittbild sowie der 3D-Rekonstruktion bei einer Vergrößerung bis 400% (s. Abbildung 3.8, s. 38).

3.4.3. Navigation

Nach erfolgreichem Laden der CT-Datensätze wurde vor der Registrierung der Pointer kalibriert. Indem der Transmitter am Headset mit der Pointerspitze in jeweils 90 Grad Schritten angesteuert und mit der Maus die Taste "calibration" angeklickt wurde, konnte die Software den Pointer kalibrieren (Abbildung 3.10).
Dieser Prozess dient der Informationsgewinnung bezüglich der Patientenposition und beachtet dabei produktions- oder transportbedingte Variationen des Zeigeinstruments.

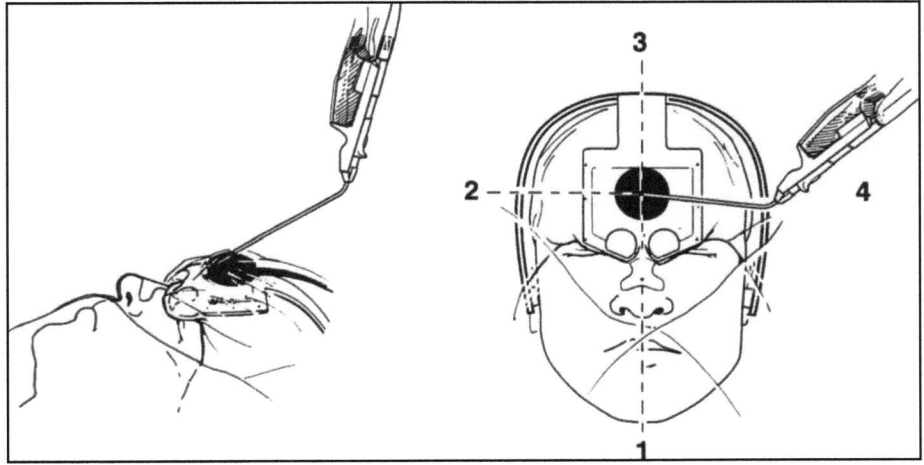

Abb. 3.10: Kalibrierungsprozess modifiziert nach Betriebsmanual InstaTrak 3500

Im nächsten Schritt erfolgte die Registrierung. Die Messreihen wurden mittels invasiver Schraubenmarkerregistrierung, nicht-invasiver Hautoberflächenregistrierung, automatischer Registrierung, Oberkieferzahnschienenregistrierung und Registrierung mittels anatomischer Landmarken durchgeführt.

Tabelle 6 zeigt die Anzahl und Art der eingesetzten Registrierungsmarker für jede Registrierungsmethode.

Registrierungsmethode	Markerart	Markeranzahl
Invasive Schraubenmarkerregistrierung	Titanschrauben	4
Automatische Registrierung	Metallpunkte am Headset	7 Fixierplatte 2 lateral
Hautoberflächenregistrierung AccuMatch	Virtuell	ca. 300
Oberkieferzahnschienenregistrierung	Titanschrauben	4
Registrierung mittels anatomischer Landmarken	Anatomische Punkte	4 bzw. 5

Tab. 6: Anzahl und Art von Registrierungsmarkern für jede Registrierungsmethode

Das Ergebnis der Registrierung wird durch die Software berechnet und in Millimetern angegeben.

Bei diesem Wert handelt es sich um die sogenannte RMSE= Root Mean Square Error. Dies ist die Euklidische Distanz, ausgedrückt als Genauigkeitsfehler, zwischen den definierten Registrierungspunkten auf den CT-Bildern und den korrespondierenden im Raum angesteuerten Registrierungspunkten auf dem Headset des Patienten.

Bei Werten unter 1 mm war die Registrierung erfolgreich. Bei Werten größer als 1 mm wurde der Vorgang wiederholt.

Durch Aufsetzen der Pointerspitze an markanten anatomischen Lokalisationen des Schädels wurde die Registrierung kontrolliert und die Messreihe konnte beginnen.

Jeder Punkt wurde mit der Pointerspitze 5-mal pro Durchlauf angesteuert, nachdem dieser im CT-Bild definiert wurde.

Die Abweichung der Position des Pointers vom virtuellen Zielmittelpunkt wurde als TRE= Target Registration Error notiert. Für jeden Schädel und jede Registrierungsmethode wurden die quadratischen Mittel und die Standardabweichungen ermittelt und verglichen.

3.4.3.1. Invasive Registrierung

Zur Registrierung mittels invasiver Registrierungsmarker dienten vier der an den Gipsmodellen befestigten Titanschrauben. Sie wurden so gewählt, dass sie aufgrund ihrer Lokalisation (links und rechts temporal anterior und retroaurikulär) auch am Patienten eingesetzt werden könnten ohne sichtbare Narben zu verursachen (Abbildung 3.11).

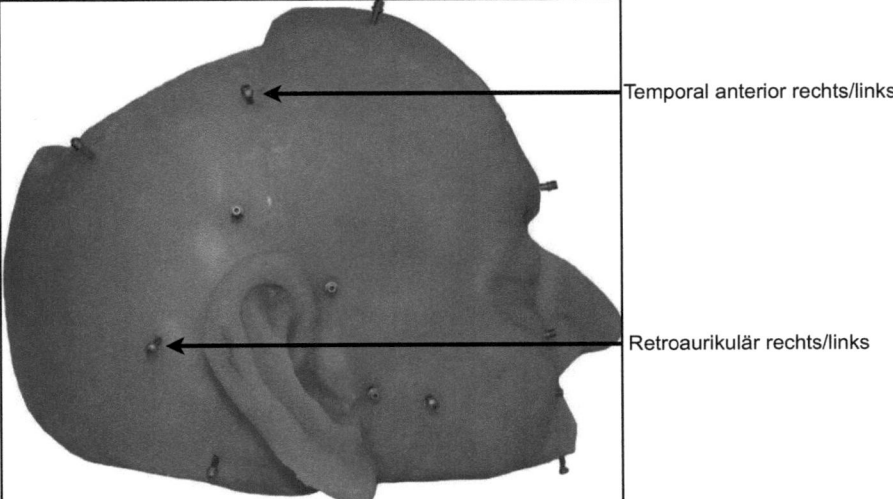

Abb. 3.11: Registrierungsmarker der invasiven Schraubenmarkerregistrierung

Durch die Auswahl bilateraler Punkte konnte ein symmetrisches Muster erreicht werden. Ebenfalls sollte durch die Auswahl der Punkte sowohl der vordere als auch der hintere Bereich der Schädelmodelle miteinbezogen werden und dadurch eine möglichst große Fläche der Schädeloberfläche abgedeckt werden.
Jeder der vier festgelegten Punkte wurde mit der Planungssoftware definiert und im Anschluss mit der Pointerspitze eine Korrelation erstellt.

Material und Methoden

3.4.3.2. Nicht-invasive Registrierung

Automatische Registrierung

Das Navigationssystem InstaTrak 3500 bietet für die Registrierung einen automatischen Modus an. Dieser ist dann möglich, wenn beim CT-Scan der Schädel mit dem Headset komplett abgebildet wird und dadurch die Option automatische Registrierung in der Software als „möglich" dargestellt wird.
Die CT-Scans der Messreihe wurden von vornherein so angefertigt, dass diese Möglichkeit besteht.
Die Software des Navigationssystems berechnet anhand der sieben im Headset befindlichen Metallmarker eine automatische Registrierung, welche RMS Werte von unter 1 mm annimmt.

Um die Genauigkeit der automatischen Registrierung zu verbessern, bietet das Navigationssystem die Möglichkeit, zwei weitere Punkte in den Prozess mit einzubeziehen. Dazu werden zwei metallische Marker an den lateralen Schenkeln des Headsets mit dem Pointer angesteuert (Abbildung 3.12).

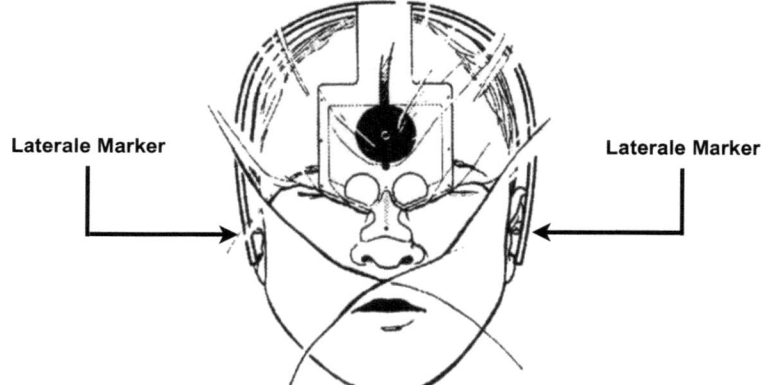

Abb. 3.12: Laterale Marker für Automatic Plus Modus modifiziert nach Betriebsmanual InstaTrak 3500

Die Werte dieser Punkte werden mit den anderen sieben Werten der Marker der automatischen Registrierung verrechnet. Dieser erweiterte Registrierungsmodus ergibt eine Verbesserung des RMS Wertes um 0,1-0,3 mm.
Die Messreihe wurde mit diesem erweiterten, sogenannten „Automatic Plus" Registrierungsmodus durchgeführt.

Hautoberflächenregistrierung AccuMatch

Das Navigationssystem InstaTrak 3500 ermöglicht mit der AccuMatch Methode eine taktile Hautoberflächenregistrierung.
Mit Hilfe des Pointers werden abgetastete Oberflächenmerkmale mit kongruenten Flächen der CT-Bilder abgeglichen. Die Software sammelt während des AccuMatch Prozesses 500 Punkte. Von diesen werden durch Algorithmen der Software sogenannte „Ausreißer" wieder entfernt. Es handelt sich um Punkte, die nicht in den Registrierungsprozess miteinbezogen werden.
Am Ende des Prozesses werden ca. 300 Punkte in die Registrierung miteinbezogen, wobei die genaue Zahl von der Qualität der gesammelten Punkte abhängt. Die „Ausreißer" werden als rote Punkte dargestellt, was dem Benutzer erlaubt zu schätzen, wie viele Punkte in den Prozess letztendlich miteinbezogen wurden und ob diese als ausreichend erscheinen. Ist er der Meinung, nicht ausreichend Punkte vorzufinden, kann der Prozess wiederholt werden (Abbildung 3.13).

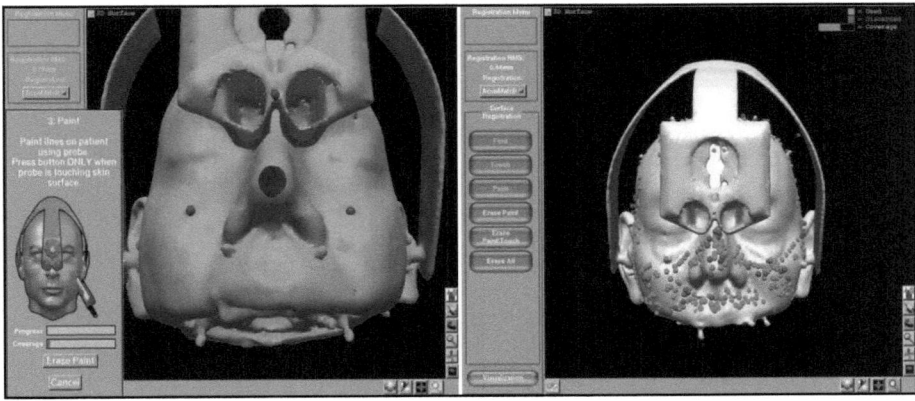

Abb. 3.13: Screenshots der Hautoberflächenregistrierung AccuMatch

Oberkieferzahnschienenregistrierung

Das Zahnlabor der Abteilung für Mund-, Kiefer- und Gesichtschirurgie der Albert-Ludwigs-Universität Freiburg hat individuelle Oberkieferzahnschienen aus Silikon für jeden Gipsschädel hergestellt. Diese wurden mit 4 Titanschrauben, wie sie schon an den Gipsmodellen verwendet wurden, in alternierender Richtung versehen (Abbildung 3.14).
Die Schrauben dienten der Registrierung mittels Oberkieferzahnschiene und waren zusätzliche Messpunkte bei der Navigation mittels Oberkieferzahnschienenregistrierung.

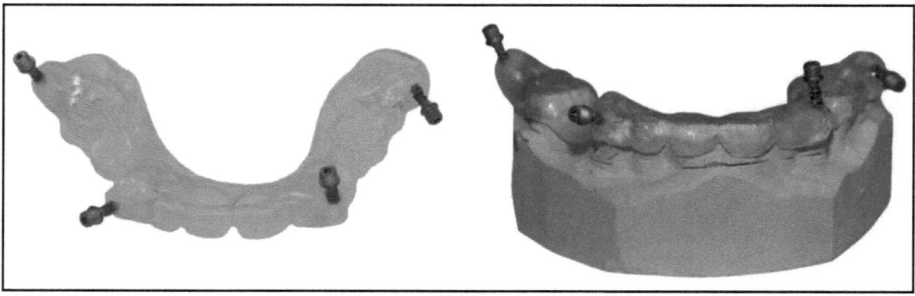

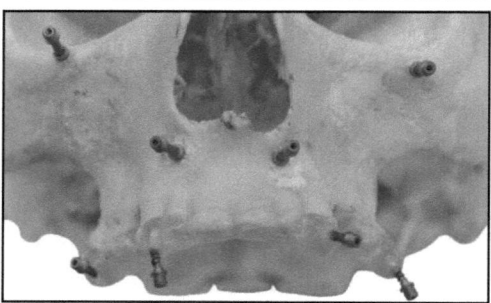

Abb. 3.14: Oberkieferzahnschiene

Die Registrierung mittels Oberkieferzahnschiene entspricht im Prinzip der Methode mittels invasiver Schraubenmarker.
Die vier Punkte werden zuerst im CT-Bild definiert und anschließend an der Zahnschiene mit der Pointerspitze angesteuert. Die Software berechnet wie gewohnt den RMS Wert in Millimetern.
Da die Passgenauigkeit gegeben ist, besteht die Möglichkeit, die Schienen während einer Messreihe zu entfernen und wieder einzusetzen.

Anatomische Landmarken

Für die Registrierung mittels anatomischer Landmarken wurden fünf Lokalisationen zuvor festgelegt und für den Registrierungsmodus eingesetzt (Tabelle 7). Dabei kommt bei der Konfiguration mit 4 anatomischen Landmarken bilateral angulus oculi lateralis und tragus zum Einsatz und bei der Konfiguration mit 5 anatomischen Landmarken zusätzlich dazu unilateral die spina nasalis anterior.

Angulus oculi lateralis links (äußerer Augenwinkel)	Angulus oculi lateralis rechts (äußerer Augenwinkel)
Tragus links (Ohrknorpel)	Tragus rechts (Ohrknorpel)
Spina nasalis anterior	

Tab. 7: Anatomische Punkte für Registrierung mittels anatomischer Landmarken

Die fünf Lokalisationen wurden an den Schädelmodellen markiert, um sie bei jeder Registrierung wieder auffinden zu können (Abbildung 3.15)
Die Punkte wurden zuerst im CT-Bild definiert und anschließend mit der Pointerspitze angesteuert. Die Software berechnete den RMS Wert und ermöglichte im Anschluss die Navigation.

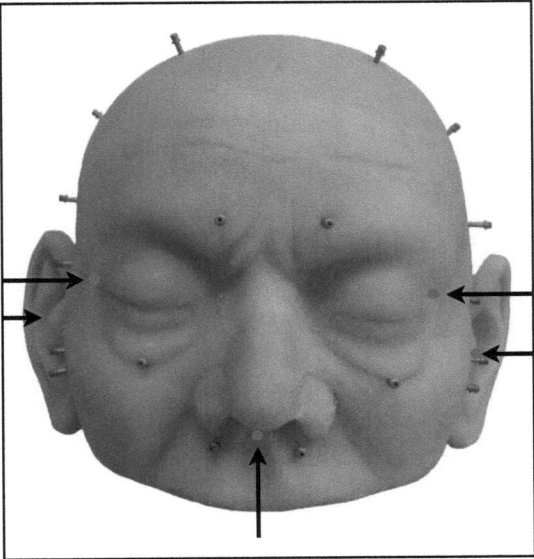

Abb. 3.15: Markierungen (rote Punkte) für Registrierung mittels anatomischer Landmarken

Material und Methoden

3.5. Auswertung der Daten

Die Ergebnisse der Messreihen wurden sorgfältig protokolliert und in eine Excel Datei importiert. Dort wurden die Mittelwerte und Standardabweichungen berechnet und zur weiteren statistischen Auswertung vorbereitet.

3.5.1. Statistische Analyseverfahren

Die statistische Auswertung wurde von Prof. Dr. J. Schulte-Mönting (Institut für Biometrie und medizinische Informatik, Abteilung medizinische Biometrie und Statistik der Universität Freiburg im Breisgau) unterstützt.

Es wurde das in einzelne Prozeduren gegliederte Programmsystem SAS 9.2 verwendet.
Die Analyse beginnt mit einer univariaten Beschreibung der Daten.
Im Anschluss erfolgte mit Hilfe einer Varianzkomponentenanalyse die Vereinfachung der komplexen hierarchischen Struktur unserer Messreihe (Köpfe > Registrierungen > Mehrfachmessungen).
Für die eigentlichen Vergleiche kamen zwei Formen der Varianzanalyse zum Einsatz:

1. Die 1 Way ANOVA zum unabhängigen Vergleich der Registrierungsmethoden. Zu diesem gehört auch der Tukey Test als post-hoc Test für die paarweisen Vergleiche.

2. Die repeated measures ANOVA wurde zum Vergleich der Lokalisationsgruppen herangezogen.

Schließlich wurde noch ein Mann-Whitney-Wilcoxon Test zum Vergleich zweier Registrierungsmethoden an einzelnen Lokalisationen verwendet.

Die Auswertung und graphische Darstellung der Messergebnisse erfolgte mit Hilfe der Software Microsoft Excel (Mac Version 2008), Apple Numbers (iWork 09), SAS 9.2 (SAS Institute Inc. Cary, USA) und GLIM (Generalized Linear Interactive Modeling, Royal Statistical Society).

4. Ergebnisse

4.1. Vergleich der Gesamtgenauigkeiten aller drei Registrierungsmethoden

Die höchste Genauigkeit ließ sich mit der Registrierung mittels invasiver Schraubenmarker erzielen. Der Mittelwert betrug 0,94 +/- 0,06 mm (Quadratisches Mittel +/- Standardabweichung).
Die Hautoberflächenregistrierung AccuMatch wies mit einem Mittelwert von 1,59 +/- 0,14 mm die geringste Genauigkeit auf.
Bei der automatischen Registrierung lag der Mittelwert bei 1,41 +/-0,04 mm.
Unter Berücksichtigung der 26 für die Messungen verwendeten Titanschrauben lagen die Werte bei allen Registrierungsmethoden unter 2 mm.

Die Genauigkeit der invasiven Schraubenmarkerregistrierung war signifikant höher als die der Hautoberflächenregistrierung und der automatischen Registrierung (p < 0,05).
Eine statistische Signifikanz konnte auch zwischen automatischer Registrierung und Hautoberflächenregistrierung AccuMatch (1,41 +/- 0,04 mm vs. 1,59 +/- 0,14 mm, p < 0,05) ermittelt werden (Abbildung 4.1). Die automatische Registrierung zeigte eine höhere Genauigkeit als die Hautoberflächenregistrierung.

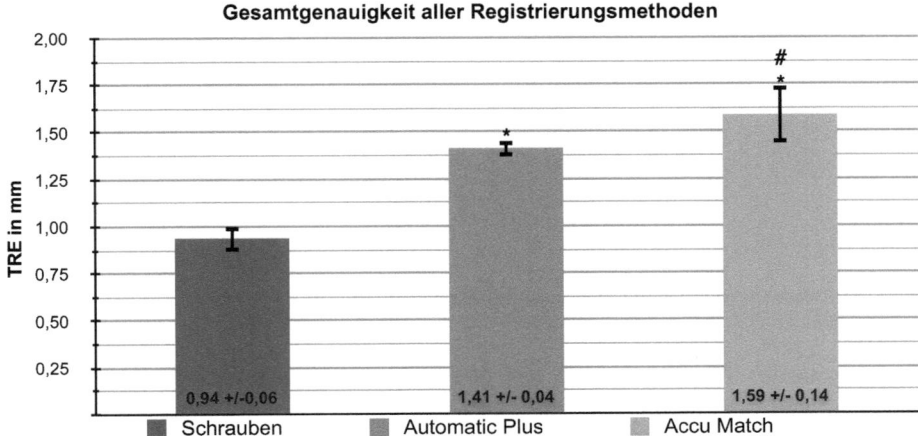

Abb. 4.1: Gesamtgenauigkeit invasiver und nicht-invasiver Registrierungsmethoden
Genauigkeit als TRE in mm (Quadratisches Mittel +/- Standardabweichung); Tukey test (p<0,05); *:Signifikant schlechter als Schrauben, #: Signifikant schlechter als Automatic Plus

Ergebnisse

4.2. Genauigkeit der einzelnen Registrierungsmethoden

4.2.1. Genauigkeit der invasiven Schraubenmarkerregistrierung

Die Mittelwerte der invasiven Schraubenmarkerregistrierung verteilten sich zwischen 0,5 und 1,3 mm, bei einer Gesamtgenauigket von 0,94 +/- 0,06 mm. Somit lagen alle Werte unter 1,5 mm (Abbildung 4.2).

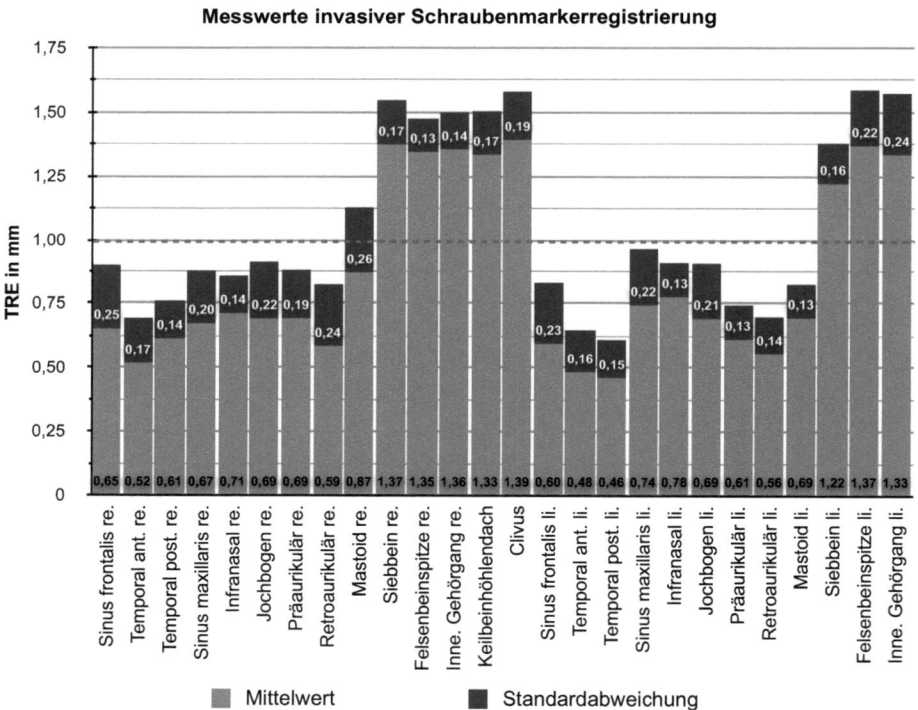

Abb. 4.2: Messwerte invasiver Schraubenmarkerregistrierung
Genauigkeit als TRE in mm (Quadratisches Mittel +/- Standardabweichung)

Punkte, deren Werte oberhalb der gestrichelten Linie in Abbildung 4.2 sind, verteilten sich an Lokalisationen der Schädelbasis. Sie wiesen alle einen Wert über 1 mm auf.
An Lokalisationen des Mittelgesichts waren hingegen niedrige Werte unter 1 mm anzutreffen (Abbildung 4.3).

Ergebnisse

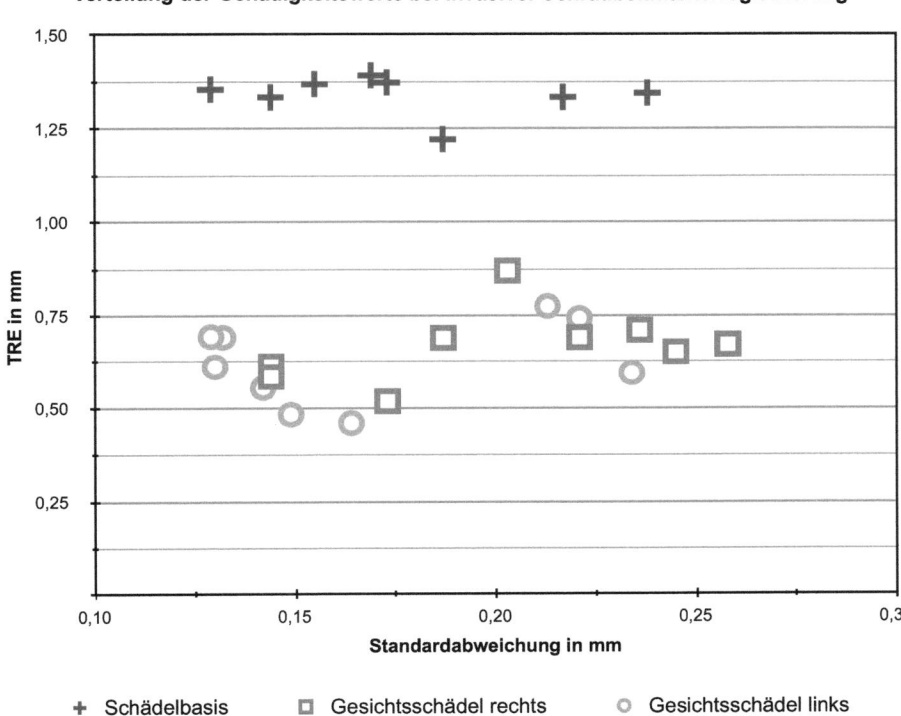

Abb. 4.3: Verteilung der Genauigkeitswerte bei invasiver Schraubenmarkerregistrierung
Genauigkeit als TRE in mm (Quadratisches Mittel); Standardabweichung in mm

4.2.2. Genauigkeit der automatischen Registrierung (Automatic Plus)

Die automatische Registrierung wies eine Gesamtgenauigkeit von 1,41 +/- 0,04 mm auf.
Die Werte der einzelnen Lokalisation sind in Abbildung 4.4 zu sehen.

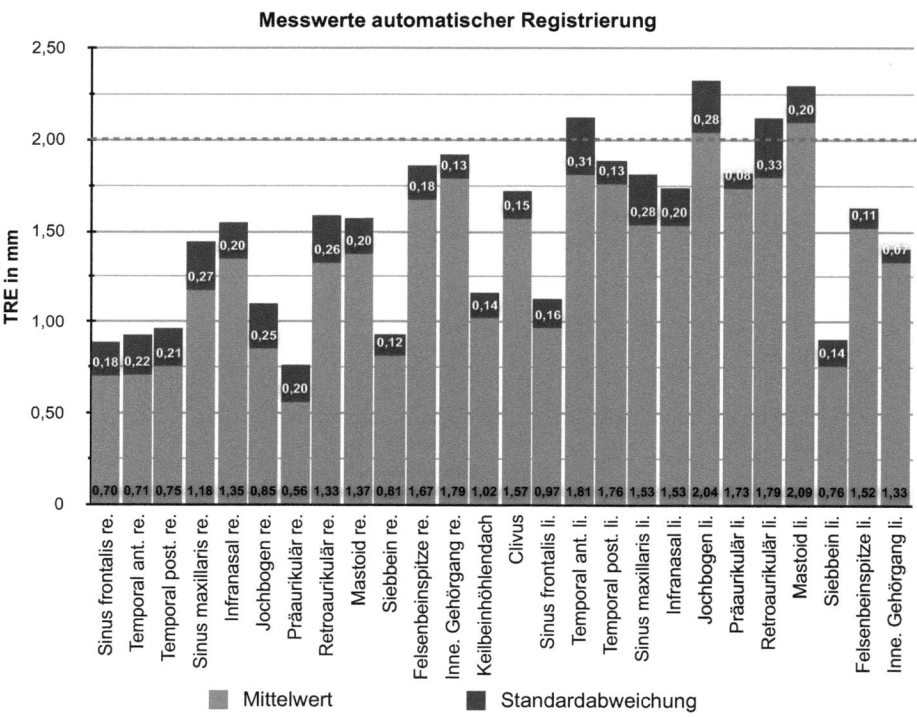

Abb. 4.4: Messwerte automatischer Registrierung
Genauigkeit als TRE in mm (Quadratisches Mittel +/- Standardabweichung)

Bis auf die Werte der Lokalisationen Jochbogen links und Mastoid links mit Mittelwerten von 2,04 +/- 0,28 mm und 2,09 +/- 0,20 mm hatten alle angesteuerten Schrauben Werte unter 2 mm (Abbildung 4.5). Die Werte zeigten bei einigen Punkten eine rechts-links Differenz. Statistisch gesehen besteht allerdings kein signifikanter Unterschied.

Ergebnisse

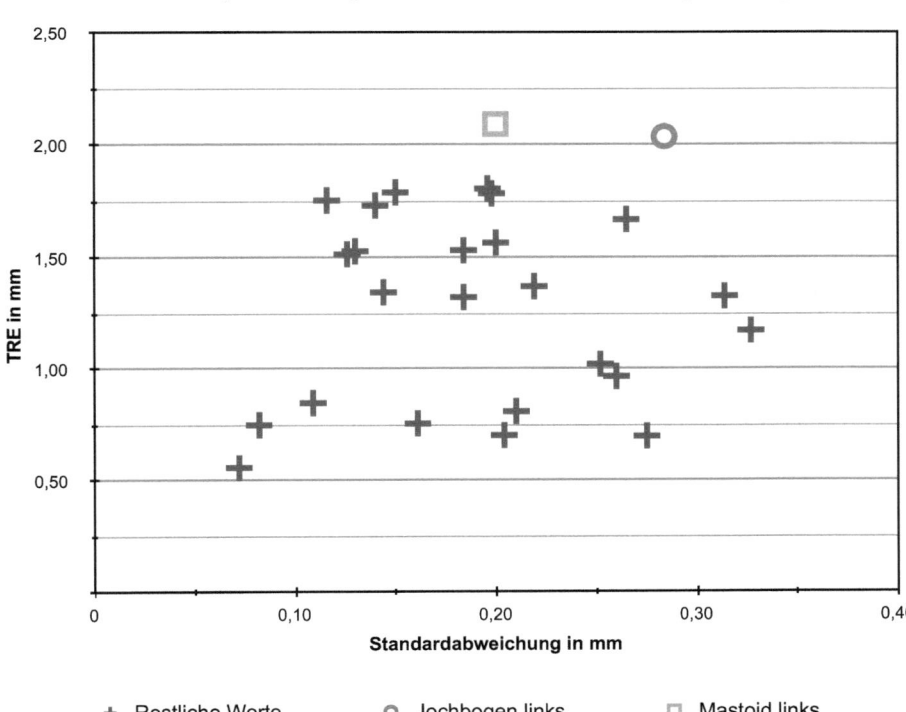

Abb. 4.5: Verteilung der Genauigkeitswerte bei automatischer Registrierung
Genauigkeit als TRE in mm (Quadratisches Mittel); Standardabweichung in mm

Ergebnisse

4.2.3. Genauigkeit der Hautoberflächenregistrierung (AccuMatch)

Die Hautoberflächenregistrierung AccuMatch wies die geringste Genauigkeit auf.
Die Gesamtgenauigkeit lag bei 1,59 +/- 0,14 mm.
Bis auf die Lokalisation Präaurikulär links mit einem Wert von 0,97 +/- 0,31 mm hatten alle gemessenen Lokalisationen einen Wert von über 1 mm (Abbildung 4.6).

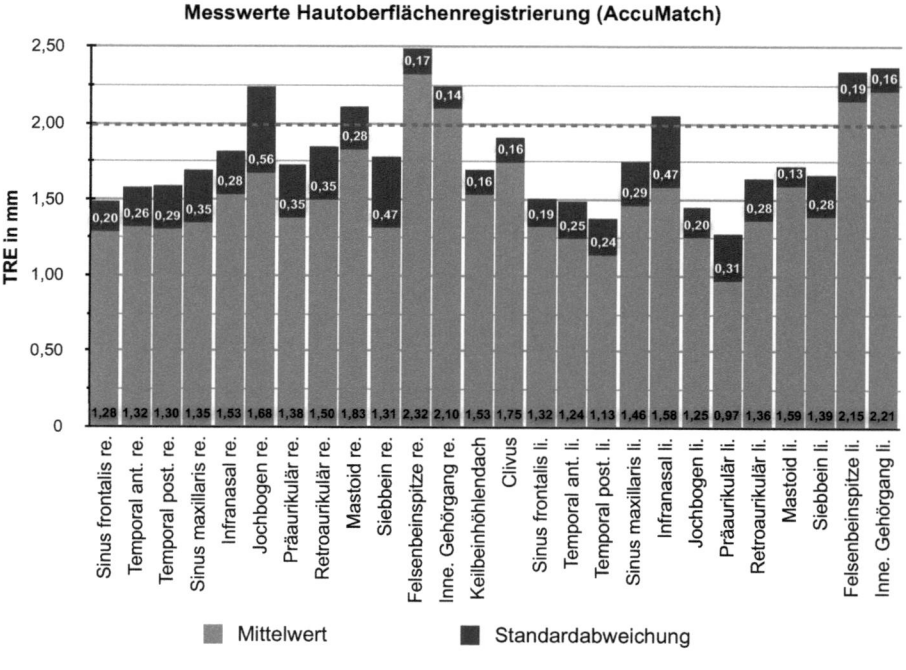

Abb. 4.6: Messwerte Hautoberflächenregistrierung AccuMatch
Genauigkeit als TRE in mm (Quadratisches Mittel +/- Standardabweichung)

Mit Ausnahme der Werte der Lokalisationen innerer Gehörgang rechts und links und Felsenbeinspitze rechts und links mit einem Mittelwert von 2,31 +/- 0,16 mm, 2,09 +/- 0,14 mm, 2,14 +/- 0,19 mm und 2,21 +/- 0,15 mm waren alle Werte der Hautoberflächenregistrierung unter dem Wert von 2 mm (siehe gestrichelte Linie Abbildung 4.6).
Bei den Lokalisationen Jochbogen rechts, Siebbein rechts und Infranasal links war eine erhöhte Standardabweichung zu beobachten (Abbildung 4.6).

Ergebnisse

Abbildung 4.7 zeigt die Verteilung der Genauigkeitswerte bei der Hautoberflächenregistrierung.

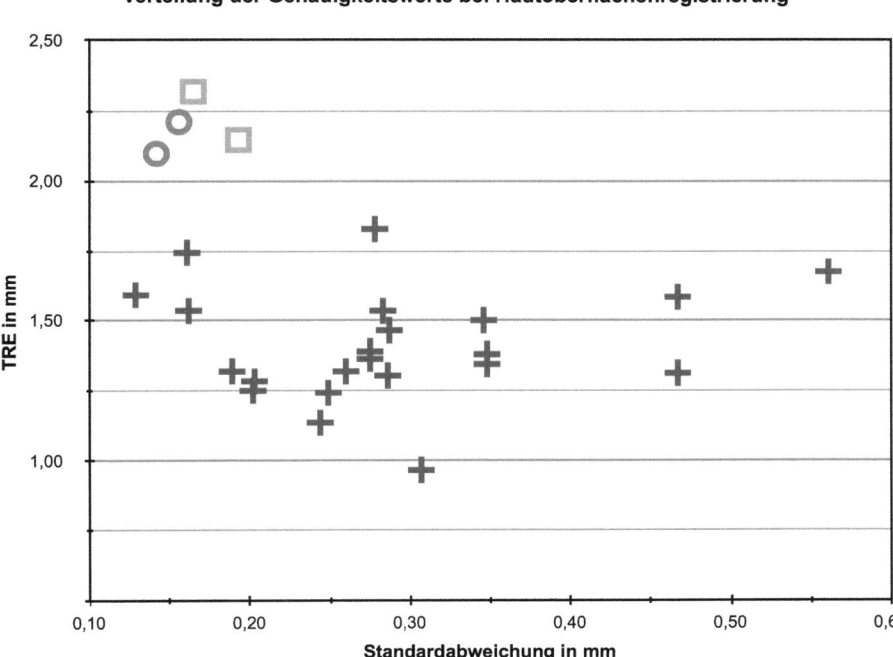

Abb. 4.7: Verteilung der Genauigkeitswerte bei Hautoberflächenregistrierung
Genauigkeit als TRE in mm (Quadratisches Mittel); Standardabweichung in mm

4.3. Genauigkeit an Einzellokalisationen

Für die Hals-, Nasen-, Ohrenchirurgie relevante anatomische Lokalisationen wurden in acht Gruppen unterteilt und verglichen (Tabelle 8).
Dabei wurden die Werte für die linke und rechte Seite jeweils zusammengefasst, da es keinen statistischen Unterschied bei den Ergebnissen gab. Die Lokalisationen Keilbeinhöhlendach und Clivus waren unpaar.

Sinus frontalis	Sinus maxillaris
Jochbogen	Mastoid
Siebbein	Innerer Gehörgang
Keilbeinhöhlendach	Clivus

Tab. 8: Wichtige Lokalisationen für den Hals-Nasen-Ohren Arzt

Mit Ausnahme der Lokalisationen Siebbein und Keilbeinhöhlendach wies die Registrierung mittels invasiver Schraubenmarker die höchste Genauigkeit auf (Abbildung 4.8).
Die Genauigkeitswerte waren bei allen Lokalisationen unterhalb von 2 mm bis auf die Lokalisation innerer Gehörgang, bei der die Hautoberflächenregistrierung AccuMatch, einen Mittelwert von 2,15 +/- 0,12 mm aufwies.

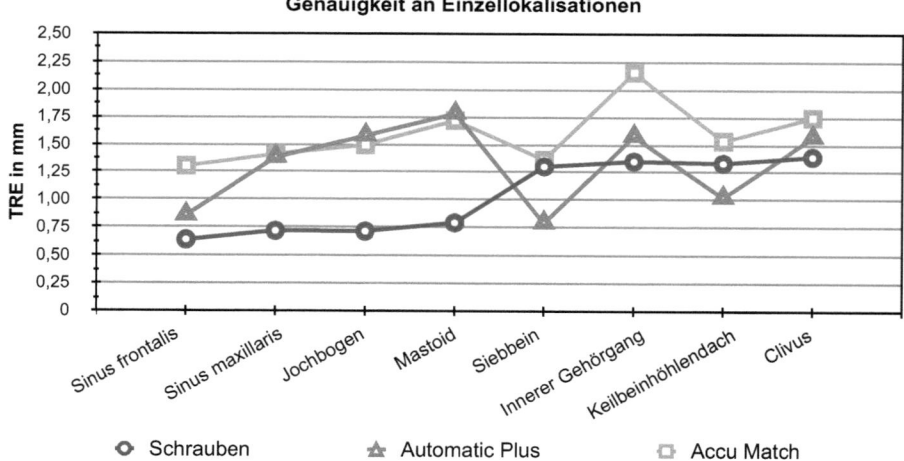

Abb. 4.8: Genauigkeiten an Einzellokalisationen
Genauigkeit als TRE in mm (Quadratisches Mittel)

4.3.1. Genauigkeit an Einzellokalisationen nach Schraubenmarkerregistrierung

Die Genauigkeiten bei der Registrierung mittels invasiver Schraubenmarker lag bei den Lokalisationen Sinus frontalis, Sinus maxillaris, Jochbogen und Mastoid zwischen 0,6 und 0,8 mm.
Im Gegensatz dazu, lagen die Genauigkeiten bei den Lokalisationen Siebbein, innerer Gehörgang, Keilbeinhöhlendach und Clivus zwischen 1,3 und 1,4 mm.

Anhand der Abbildung 4.9 ist zu erkennen, dass die Genauigkeit an Lokalisationen der Schädelbasis (also Lokalisationen im Inneren des Schädels) erheblich schlechter ausfällt als die Genauigkeit an oberflächlichen Lokalisationen des Gesichtsschädels.
Dieser Unterschied konnte lediglich bei der Registrierung mittels invasiver Schraubenmarker beobachtet werden.

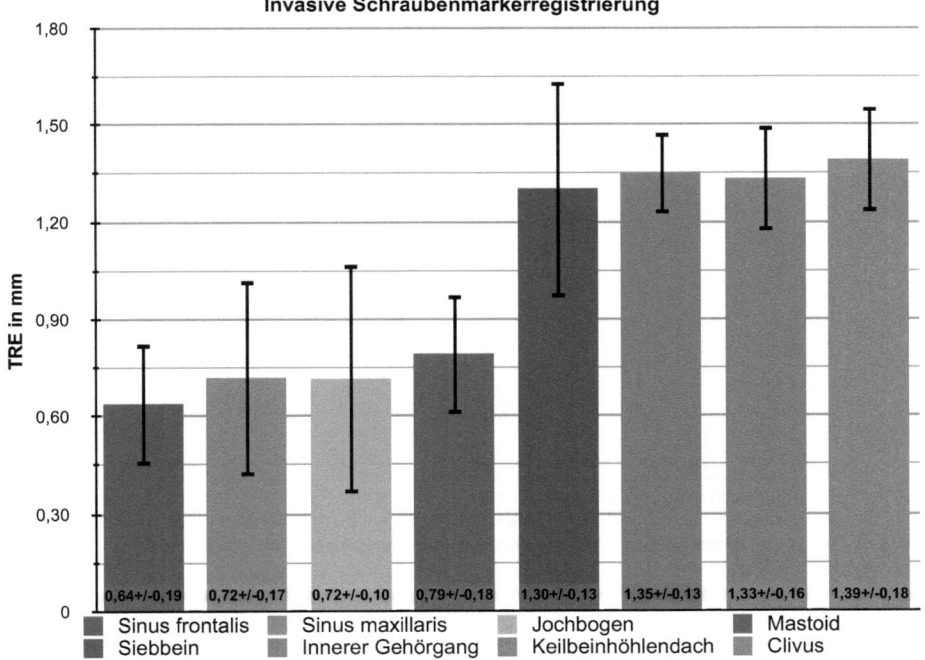

Abb. 4.9: Genauigkeit an Einzellokalisationen nach Schraubenmarkerregistrierung
Genauigkeit als TRE in mm

Ergebnisse

4.3.2. Genauigkeit an Einzellokalisationen nach automatischer Registrierung

Die höchste Genauigkeit bei der Automatic Plus Registrierung war bei der Lokalisation Siebbein mit 0,79 +/- 0,09 mm zu finden.
Die schlechteste Genauigkeit wies die Lokalisation Mastoid mit einem Wert von 1,78 +/- 0,07 mm auf (Abbildung 4.10). Allerdings sollte beachtet werden, dass durch die rechts-links Seitendifferenz einiger Werte die Werte der Lokalisationsgruppen Sinus maxillaris, Jochbogen und Mastoid erhöhte Werte aufwiesen.

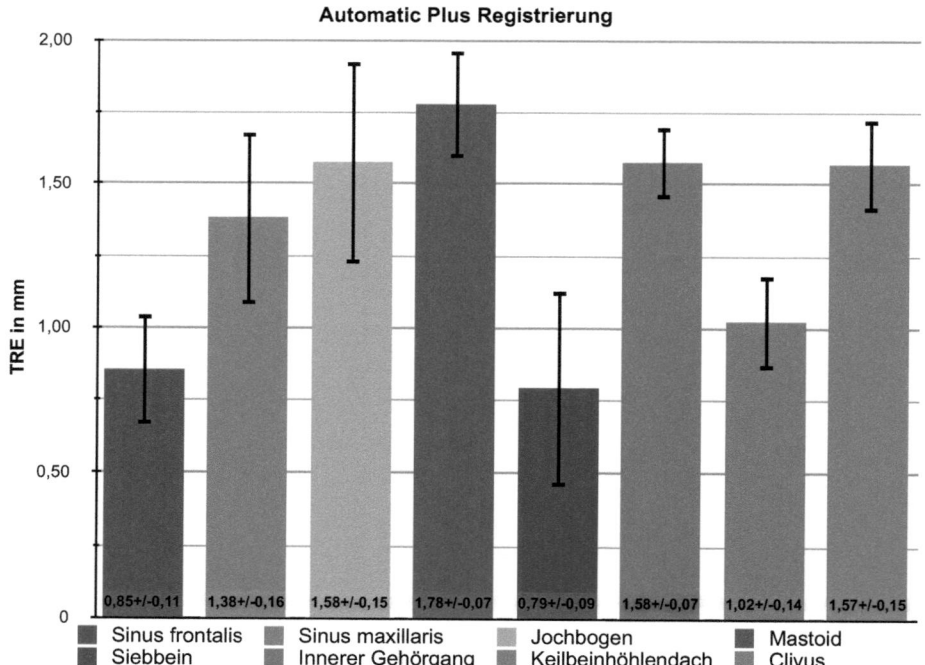

Abb. 4.10: Genauigkeit an Einzellokalisationen nach automatischer Registrierung
Genauigket als TRE in mm

4.3.3. Genauigkeit an Einzellokalisationen nach Hautoberflächenregistrierung (AccuMatch)

Bei den Messungen mit der Hautoberflächenregistrierungsmethode AccuMatch war die höchste Genauigkeit bei der Lokalisation Sinus frontalis mit 1,30 +/- 0,18 mm zu finden.
Die geringste Genauigkeit wies die Lokalisation innerer Gehörgang mit einem Wert von 2,15 +/- 0,12 mm auf.
Die restlichen Werte verteilten sich zwischen 1,3 und 1,8 mm (Abbildung 4.11)

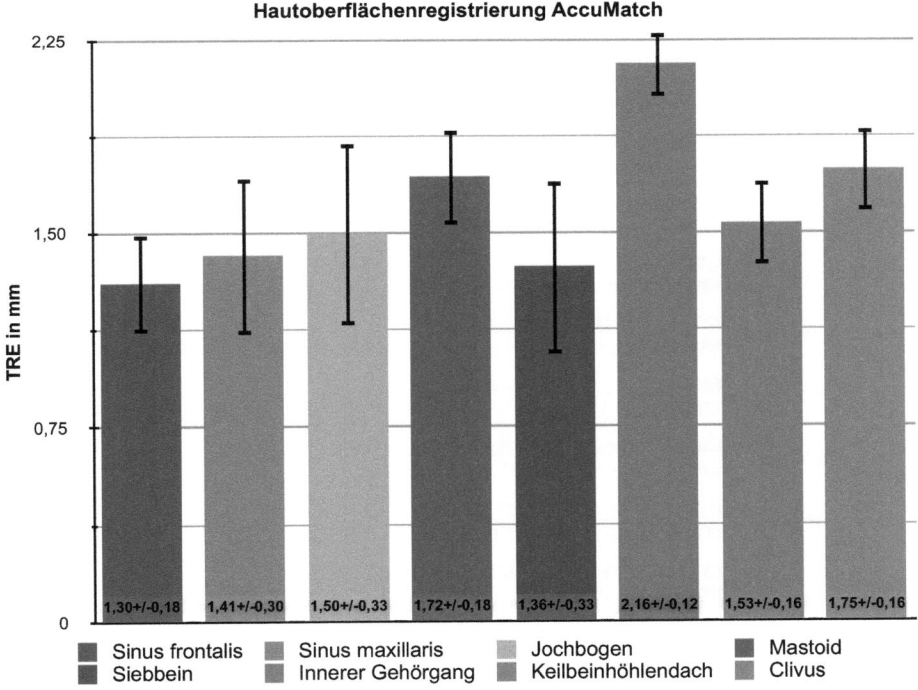

Abb. 4.11: Genauigkeit an Einzellokalisationen nach Hautoberflächenregistrierung
Genauigket als TRE in mm

Ergebnisse

4.3.4. Vergleich der Genauigkeit der Einzellokalisationen zwischen den Gruppen

4.3.4.1. Invasive Schraubenmarkerregistrierung versus automatische Registrierung

Beim Vergleich der invasiven Schraubenmarkerregistrierung mit der automatischen Registrierung waren die Werte aller Lokalisationen signifikant unterschiedlich zueinander.
Die Werte an den Lokalisationen Sinus frontalis, Sinus maxillaris, Jochbogen, Mastoid, innerer Gehörgang und Clivus waren bei der invasiven Schraubenmarkerregistrierung signifikant besser als bei der automatischen Registrierung.
Bei den Werten der Lokalisationen Siebbein und Keilbeinhöhlendach wies die automatische Registrierung eine signifikant höhere Genauigkeit auf als die Registrierung mittels invasiver Schraubenmarker (Abbildung 4.12).

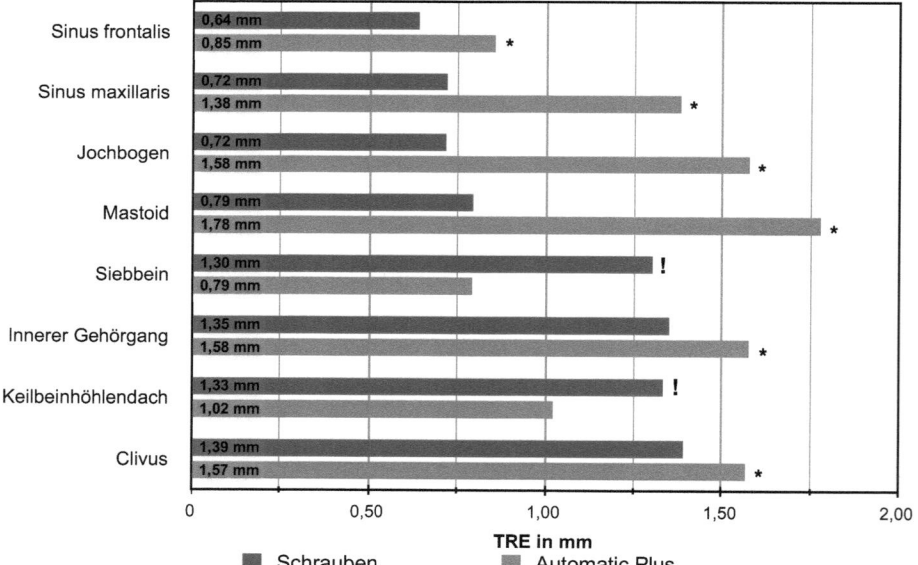

Abb. 4.12: Vergleich der Genauigkeit der Einzellokalisationen zwischen Gruppen
Invasive Schraubenmarkerregistrierung vs. Automatic Plus Registrierung
Genauigkeit als TRE in mm (Quadratisches Mittel);
Tukey Test (p<0.05); *: Signifikant schlechter als Schrauben; !: Signifikant schlechter als Automatic Plus

4.3.4.2. Schraubenmarkerregistrierung versus Hautoberflächenregistrierung (AccuMatch)

Bei der Registrierung mittels invasiver Schraubenmarker war die Genauigkeit an allen Lokalisationen, bis auf die des Siebbeins signifikant höher als die der Hautoberflächenregistrierung AccuMatch (Abbildung 4.13).

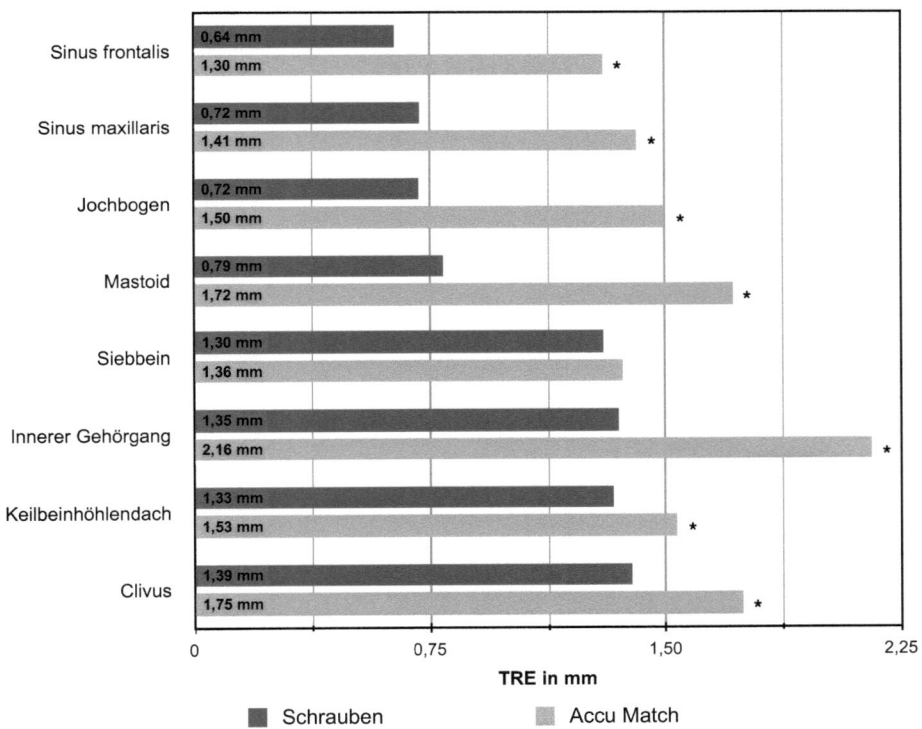

Abb. 4.13: Vergleich der Genauigkeit der Einzellokalisationen zwischen Gruppen
Invasive Schraubenmarkerregistrierung vs. Hautoberflächenregistrierung AccuMatch
Genauigkeit als TRE in mm (Quadratisches Mittel); Tukey Test (p<0.05); *: Signifikant schlechter als Schrauben

4.3.4.3. Automatische Registrierung versus Hautoberflächenregistrierung (AccuMatch)

Beim Vergleich der Hautoberflächenregistrierung AccuMatch mit der automatischen Registrierung gab es bei der Genauigkeit an den Lokalisationen Sinus maxillaris, Jochbogen und Mastoid keine signifikanten Unterschiede.
Bei den Werten an den Lokalisationen Sinus frontalis, Siebbein, innerer Gehörgang, Keilbeinhöhlendach und Clivus war die Genauigkeit der Hautoberflächenregistrierung AccuMatch signifikant schlechter als die der automatischen Registrierung (Abbildung 4.14).

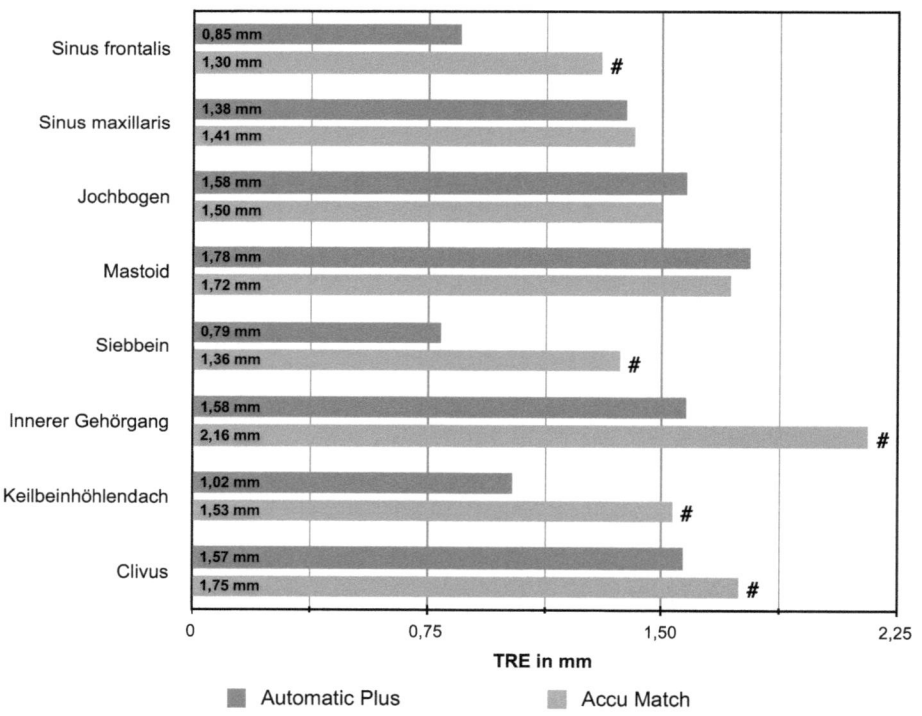

Abb. 4.14: Vergleich der Genauigkeit der Einzellokalisationen zwischen Gruppen
Automatic Plus Registrierung vs. Hautoberflächenregistrierung AccuMatch
Genauigkeit als TRE in mm (Quadratisches Mittel); Tukey Test ($p<0.05$); #: Signifikant schlechter als Automatic Plus

4.4. Genauigkeiten von Lokalisationsgruppen

Um einen Vergleich von wichtigen anatomischen Regionen zu bekommen, wurden vier Lokalisationsgruppen gebildet. Jeweils 6 Punkte wurden zu einer Lokalisationsgruppe zusammengefasst (Tabelle 9).

Frontal / Parietal	Mittelgesicht	Periaurikulär	Schädelbasis
Frontal rechts	Infraorbital rechts	Präaurikulär rechts	Siebbein rechts
Temporal anterior rechts	Infranasal rechts	Retroaurikulär rechts	Keilbeinhöhlendach
Temporal posterior rechts	Jochbogen rechts	Mastoid rechts	Clivus
Frontal links	Infraorbital links	Präaurikulär links	Siebbein links
Temporal anterior links	Infranasal links	Retroaurikulär links	Felsenbeinspitze bds.
Temporal posterior links	Jochbogen links	Mastoid links	Innerer Gehörgang bds.

Tab. 9: Lokalisationsgruppen

Die Gesamtgenauigkeit der Lokalisationsgruppen bei allen Registrierungsmethoden wird in Abbildung 4.15 dargestellt.

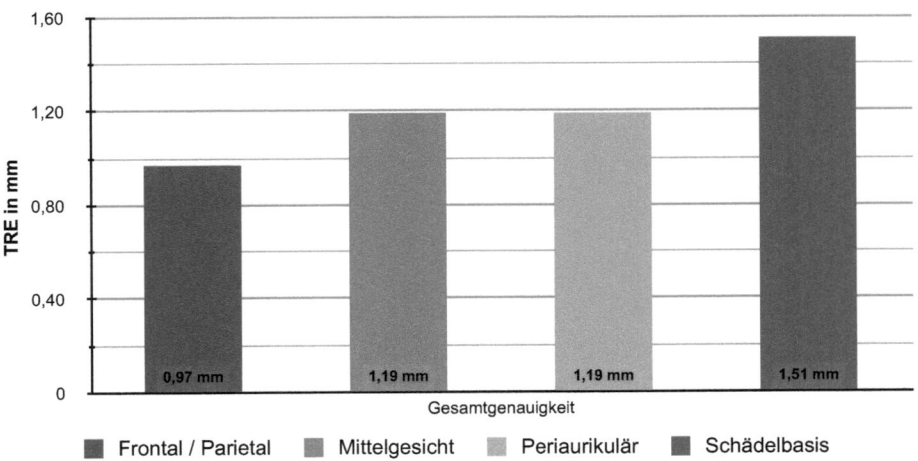

Abb. 4.15: Gesamtgenauigkeit von Lokalisationsgruppen
Genauigkeit als TRE in mm (Quadratisches Mittel)

Bis auf die Lokalisationsgruppe Schädelbasis wies die Registrierung mittels Schraubenmarkern die genauesten Werte auf.
Wie in Abbildung 4.16 gut zu erkennen ist, wies die Lokalisationsgruppe Schädelbasis tendenziell die schlechtesten Werte auf.
Die Lokalisationsgruppe Frontal/Parietal wies hingegen die genauesten Werte auf.

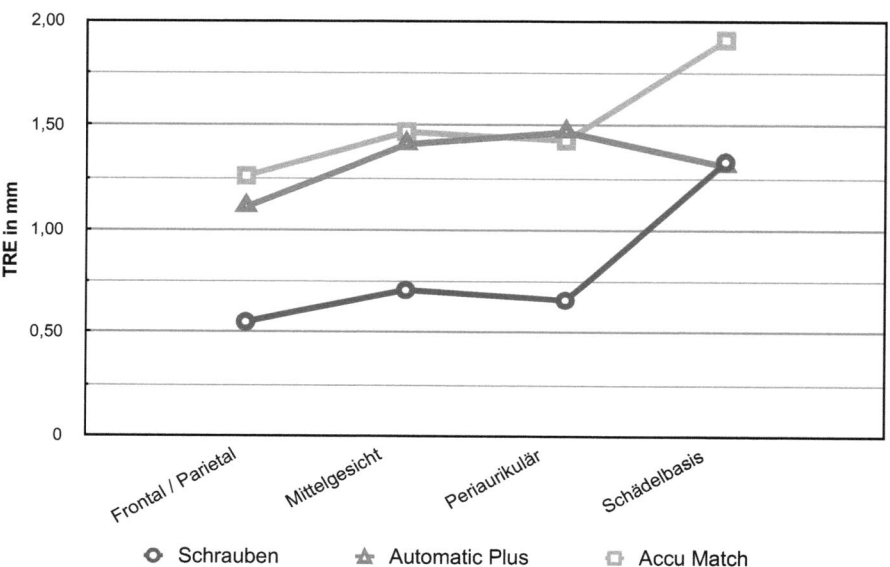

Abb. 4.16: Genauigkeiten von Lokalisationsgruppen bei verschiedenen Registrierungsmethoden
Genauigkeit als TRE in mm (Quadratisches Mittel)

Ergebnisse

4.4.1. Genauigkeit von Lokalisationsgruppen aller drei Registrierungsmethoden

Die Lokalisationsgruppe Frontal/Parietal wies in jeder Registrierungsmethode den genauesten Wert auf. Mit einem Wert von 0,55 mm wies sie bei der invasiven Schraubenmarkerregistrierung die höchste Genauigkeit auf.
Die Lokalisationsgruppe Schädelbasis wies bei der Hautoberflächenregistrierung mit einem Wert von 1,91 mm die geringste Genauigkeit auf. Diese Lokalisationsgruppe wies ebenfalls in der Registrierung mittels invasiver Schraubenmarker die geringste Genauigkeit auf.
Bei der automatischen Registrierung wies die Lokalisationsgruppe Periaurikulär mit einem Wert von 1,47 mm die geringste Genauigkeit auf (Abbildung 4.17).

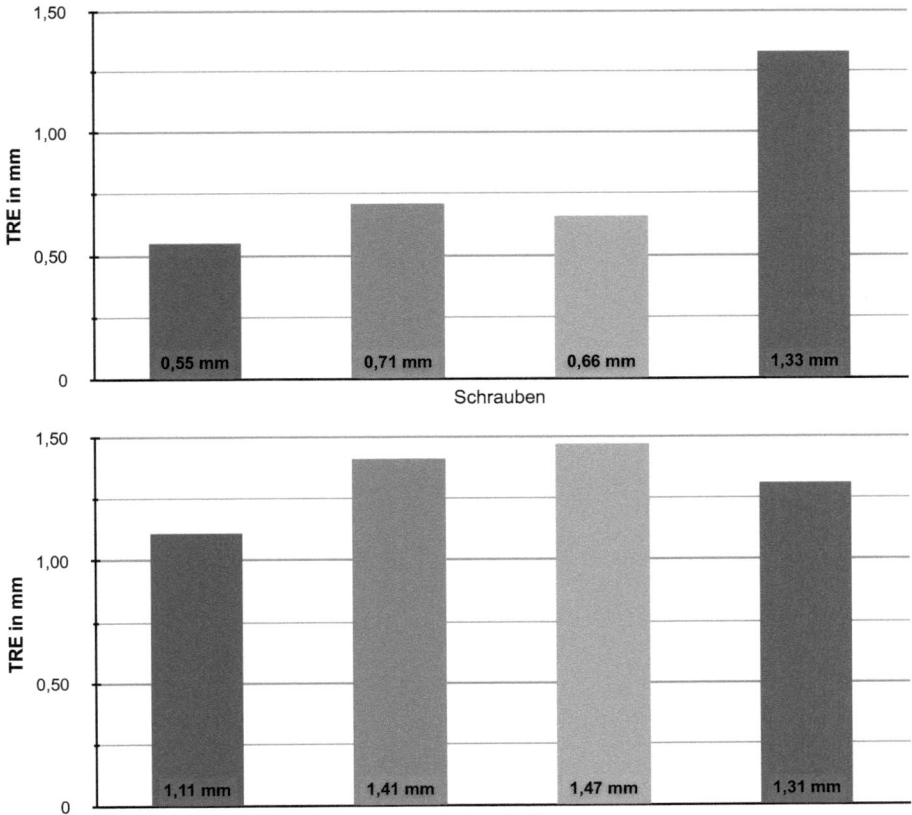

Ergebnisse

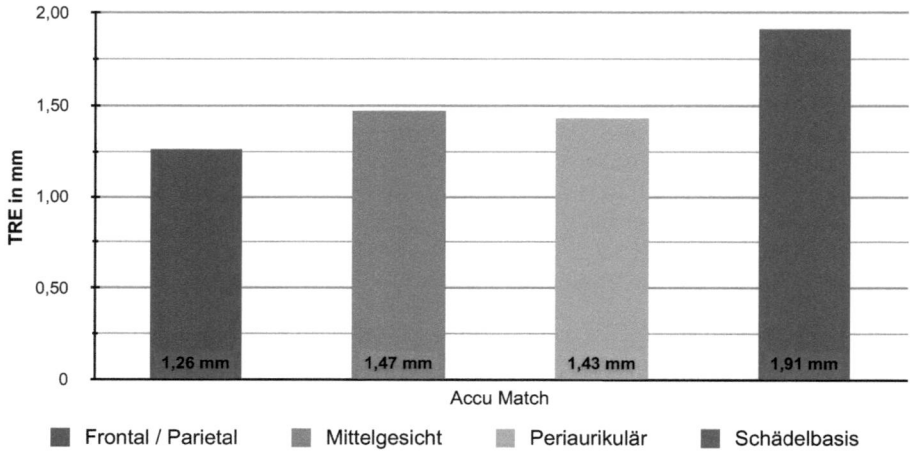

Abb. 4.17: Genauigkeiten von Lokalisationsgruppen aller drei Registrierungsmethoden
Genauigkeit als TRE in mm (Quadratisches Mittel)

4.4.2. Vergleich zwischen den Lokalisationsgruppen

Die Genauigkeit der Schraubenmarkerregistrierung war bis auf die Lokalisationsgruppe Schädelbasis signifikant höher als die Genauigkeit bei der automatischen Registrierung und der Hautoberflächenregistrierung AccuMatch.

4.4.2.1. Invasive Schraubenmarkerregistrierung versus automatische Registrierung

Die Genauigkeit der invasiven Schraubenmarkerregistrierung war bei den Lokalisationsgruppen Frontal/Parietal, Mittelgesicht und Periaurikulär signifikant höher als bei der automatischen Registrierung. Bei der Lokalisationsgruppe Schädelbasis war mit Werten von 1,33 mm bzw. 1,31 mm kein signifikanter Unterschied zu beobachten (Abbildung 4.18).

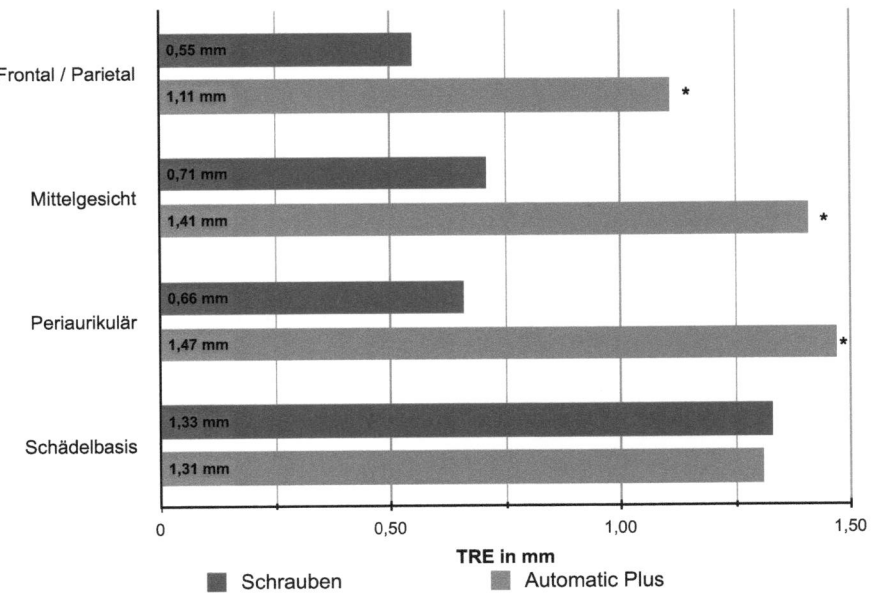

Abb. 4.18: Vergleich von Lokalisationsgruppen
Schraubenmarkerregistrierung vs. Automatische Registrierung
Genauigkeit als TRE in mm (Quadratisches Mitel); Tukey Test ($p<0.05$); *: Signifikant schlechter als Schrauben

Ergebnisse

4.4.2.2. Invasive Schraubenmarkerregistrierung versus Hautoberflächenregistrierung

Die Registrierung mittels invasiver Schraubenmarker war in allen Lokalisationsgruppen signifikant genauer als die Hautoberflächenregistrierung AccuMatch (Abbildung 4.19)

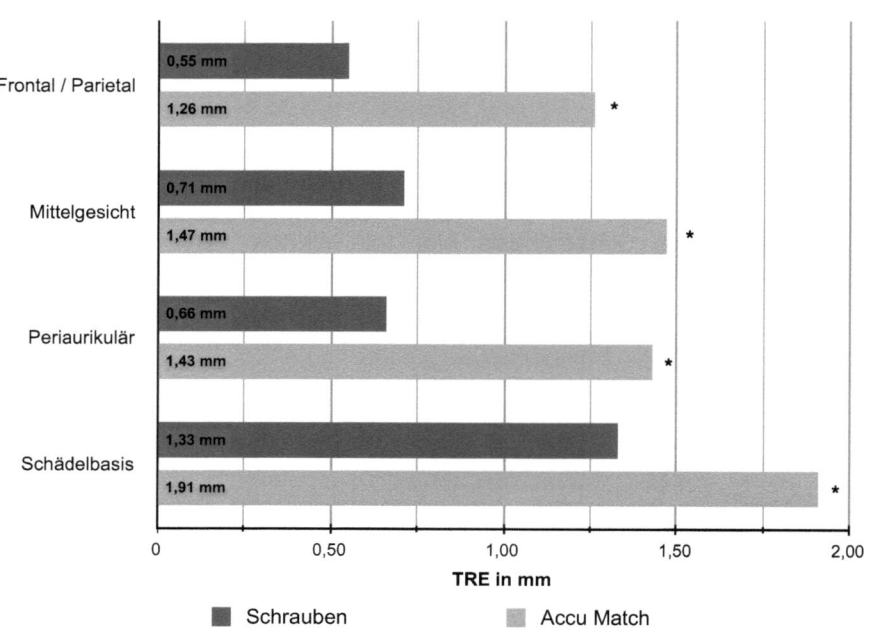

Abb. 4.19: Vergleich von Lokalisationsgruppen
Schraubenmarkerregistrierung vs. Hautoberflächenregistrierung AccuMatch
Genauigkeit als TRE in mm (Quadratisches Mitel); Tukey Test ($p<0.05$); *: Signifikant schlechter als Schrauben

4.4.2.3. Automatische Registrierung versus Hautoberflächenregistrierung (AccuMatch)

Die Genauigkeit der Lokalisationsgruppen Frontal/Parietal und Schädelbasis war bei der automatischen Registrierung signifikant höher als bei der Hautoberflächenregistrierung AccuMatch.
Bei den Lokalisationsgruppen Mittelgesicht und Periaurikulär konnte kein signifikanter Unterschied in der Genauigkeit beobachtet werden (Abbildung 4.20).

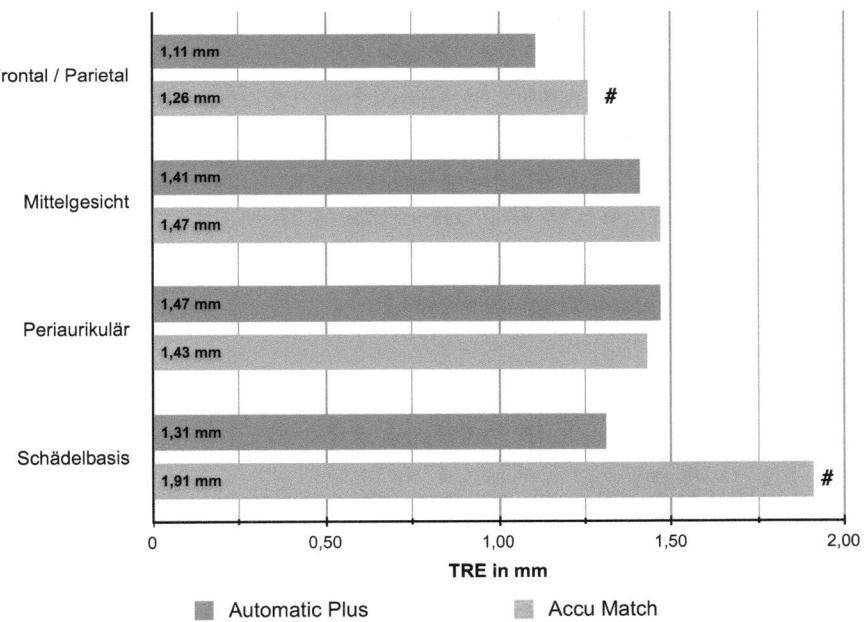

Abb. 4.20: Vergleich von Lokalisationsgruppen
Automatische Registrierung vs. Hautoberflächenregistrierung AccuMatch
Genauigkeit als TRE in mm (Quadratisches Mitel); Tukey Test (p<0.05); #: Signifikant schlechter als Automatic Plus

Ergebnisse

4.5. Andere Registrierungsmethoden

In der Studie wurden zwei weitere Registrierungsmethoden eingesetzt. Die Registrierung mittels anatomischer Landmarken und die Oberkieferzahnschienenregistrierung.
Da es bei beiden Registrierungsmethoden zu erheblichen Problemen bei der Datenaquisitation bzw. Durchführung der Messungen kam wurden die Ergebnisse gesondert dargestellt und nicht in die statistischen Berechnungen miteinbezogen

4.4.1. Genauigkeit der Registrierung mittels anatomischer Landmarken

Bei der Registrierung mittels anatomischer Landmarken wurden zwei Messreihen durchgeführt. Eine Messreihe mit 4 anatomischen Landmarken und eine mit 5 anatomischen Landmarken.
Insgesamt wurde bei beiden Methoden eine sehr schlechte Gesamtgenauigkeit von 5,15 +/- 0,66 mm bzw. 4,37 +/- 0,73 mm gemessen.
Wie in Abbildung 4.21 gut zu erkennen ist, zeigte die Messreihe mit 4 anatomischen Landmarken tendenziell schlechtere Genauigkeitswerte als die Messreihe mit 5 anatomischen Landmarken.

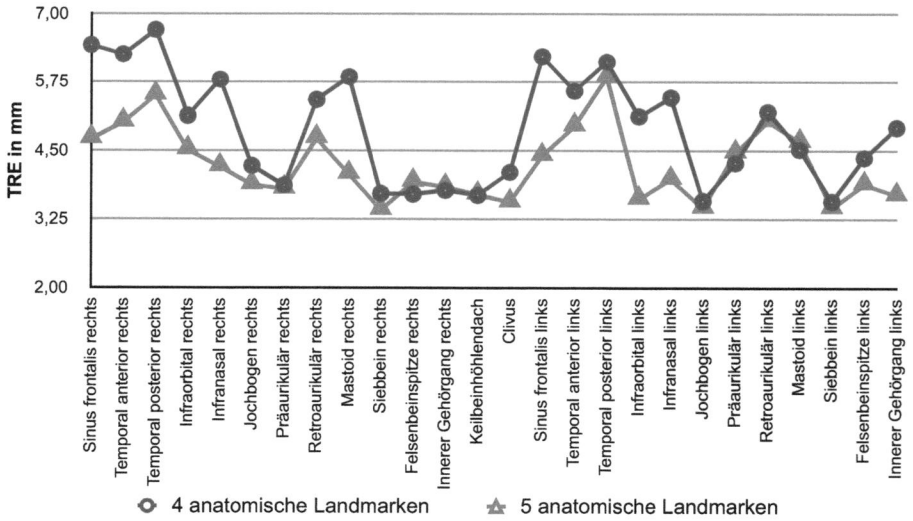

Abb. 4.21: Vergleich Messreihe bei Registrierung mit 4 bzw. 5 anatomischen Landmarken
Genauigkeit als TRE in mm (Quadratisches Mitttel)

In Tabelle 10 werden die Genauigkeitswerte der einzelnen Lokalisationen dargestellt.

Lokalisation	4 anatomische Landmarken		5 anatomische Landmarken	
	Quadratisches Mittel (mm)	Stand. Abweichung (mm)	Quadratisches Mittel (mm)	Stand. Abweichung (mm)
Frontal rechts	6,43	2,07	4,71	2,39
Temporal anterior re.	6,26	1,15	5,01	2,68
Temporal posterior re.	6,71	1,62	5,50	1,86
Infraorbital rechts	5,13	1,97	4,51	1,65
Infranasal rechts	5,79	1,88	4,20	1,10
Jochbogen rechts	4,22	1,08	3,87	0,95
Präaurikulär rechts	3,86	0,74	3,79	0,64
Retroaurikulär rechts	5,42	1,43	4,72	1,06
Mastoid rechts	5,84	2,08	4,06	0,83
Siebbein rechts	3,71	0,65	3,41	0,52
Felsenbeinspitze re.	3,70	0,44	3,92	0,56
Innerer Gehörgang re.	3,77	0,48	3,83	0,42
Keilbeinhöhlendach	3,68	0,68	3,69	0,13
Clivus	4,10	1,68	3,55	0,23
Frontal links	6,22	1,68	4,40	0,86
Temporal anterior li.	5,58	1,35	4,94	1,05
Temporal posterior li.	6,12	2,16	5,83	1,72
Infraorbital links	5,12	1,17	3,61	0,91
Infranasal links	5,46	2,33	3,97	0,77
Jochbogen links	3,58	1,01	3,45	0,61
Präaurikulär links	4,27	0,58	4,46	0,52
Retroaurikulär links	5,20	1,18	5,03	1,19
Mastoid links	4,52	0,87	4,66	0,87
Siebbein links	3,57	0,43	3,45	0,36
Felsenbeinspitze li.	4,37	1,46	3,88	0,54
Innerer Gehörgang li.	4,92	1,18	3,68	0,72

Tab. 10: Genauigkeitswerte bei Registrierung mittels 4 bzw. 5 anatomischer Landmarken

4.4.2. Genauigkeit der Oberkieferzahnschienenregistrierung

Bei der Registrierung mittels Oberkieferzahnschiene wurden Werte über 10mm nicht berücksichtigt und fehlen deshalb bei der Auswertung (Tabelle 11).

Lokalisation	Quadratisches Mittel (mm)	Standardabweichung (mm)
Frontal rechts	n.b	n.b
Temporal anterior rechts	3,81	1,31
Temporal posterior rechts	n.b	n.b
Infraorbital rechts	1,22	0,64
Infranasal rechts	1,07	0,65
Jochbogen rechts	1,82	0,51
Präaurikulär rechts	n.b	n.b
Retroaurikulär rechts	3,54	1,03
Mastoid rechts	n.b	n.b
Siebbein rechts	n.b	n.b
Felsenbeinspitze rechts	3,04	0,52
Innerer Gehörgang rechts	n.b	n.b
Keilbeinhöhlendach	2,02	0,49
Clivus	n.b	n.b
Frontal links	n.b	n.b
Temporal anterior links	3,87	1,23
Temporal posterior links	n.b	n.b
Infraorbital links	1,12	0,19
Infranasal links	0,74	0,20
Jochbogen links	1,24	0,84
Präaurikulär links	n.b	n.b
Retroaurikulär links	3,03	0,55
Mastoid links	n.b	n.b
Siebbein links	n.b	n.b
Felsenbeinspitze links	2,70	0,42
Innerer Gehörgang links	n.b	n.b
Zahnschiene 1	0,63	0,39
Zahnschiene 2	0,47	0,19
Zahnschiene 3	0,62	0,32
Zahnschiene 4	0,49	0,15

Tab. 11: Genauigkeitswerte Oberkieferzahnschienenregistrierung; n.b: nicht berücksichtigt

Ergebnisse

Die Registrierung mittels Oberkieferzahnschiene wies eine Gesamtgenauigkeit (unter Berücksichtigung der fehlenden Werte nicht aussagekräftig) von 2,24 +/- 0,47 mm auf.
Die höchste Genauigkeit wurde bei den 4 Schrauben der Zahnschiene selbst gemessen.
Ferner war festzustellen, dass mit zunehmender Entfernung von diesen Lokalisationen die Genauigkeit abnahm und in nicht verwertbaren Werten endete (Abbildung 4.22).

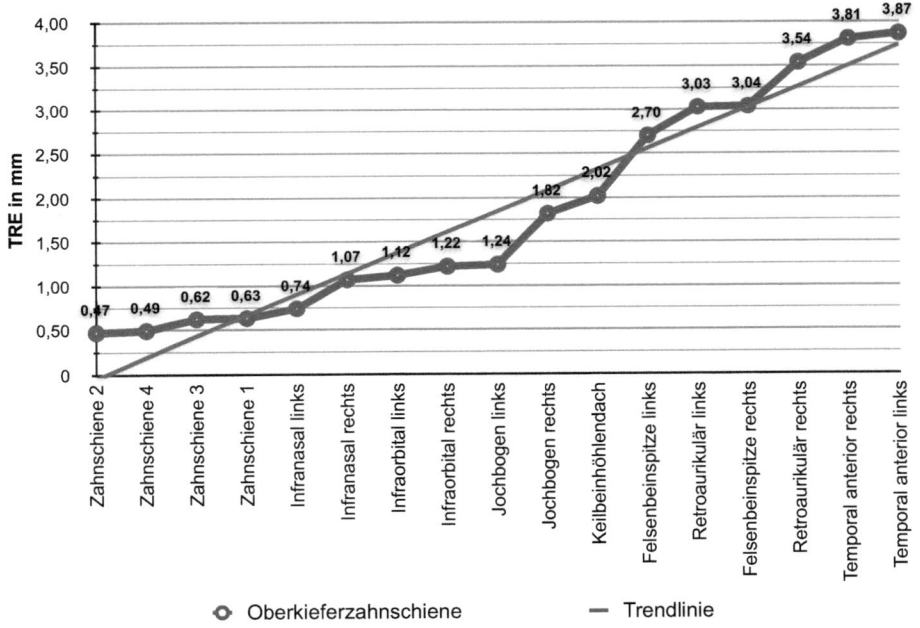

Abb. 4.22: Genauigkeiten bei der Oberkieferzahnschienenregistrierung mit Trendlinie
Genauigkeit als TRE in mm (Quadratisches Mittel)

5. Diskussion

5.1. Methodik

5.1.1. Studiendesign

Im Gegensatz zu den industriell eingesetzten Schädelmodellen bisheriger Studien, wurden zum ersten Mal individuelle Schädelmodelle auf Basis realer Patienten CTs, angefertigt (Eggers & Muhling, 2007; Knott et al., 2006; Luebbers et al., 2008; Wise & DelGaudio, 2005). Dadurch konnte ein verhältnismäßig weites Spektrum an physiologisch vorzufindenden anatomischen Charakteristika abgedeckt werden (Form, Symmetrie und Größe).

Durch den zusätzlichen Einsatz von individuellen Silikonmasken konnte die Hautoberfläche simuliert werden. Wichtige Parameter einer Annäherung der physiologischen Hauteigenschaften sind Oberflächencharakteristik, Verschieblichkeit und Eindrückbarkeit.
Obwohl ein solches Studiendesign sehr aufwendig und kostenspielig ist, konnte eine realistische Ausgangssituation geschaffen werden, die den klinischen und intraoperativen Umständen glich.
Lediglich Ödeme, Tumore und Hautturgor sind Einflüsse auf die Genauigkeit, welche durch die Modelle nicht dargestellt werden konnten.
Alternativ zu Schädelmodellen werden Kadaver eingesetzt. Obwohl diese anatomisch der Realität am nähesten kommen, gibt es einige entscheidende Nachteile. Die Kadaver müssen gefroren oder in Formalin gelagert werden. Dies führt ebenfalls zu Verzerrungen der klinischen Realität. Ein weiterer Nachteil ist die Dekomposition des biologischen Materials. Sofern die Kadaver nicht mit Formalin konserviert wurden, können sie für die Dauer einer solchen Studie nicht frisch bleiben. Für Untersuchungen müssen sie tiefgefroren und aufgetaut werden.

Die 26 Titanschrauben wurden meist bilateral angeordnet (außer Clivus und Keilbeinhöhlendach). Die Schraubenanordnung wurde zum einen im Hinblick auf ihre Ansteuerbarkeit gewählt und zum anderen kennzeichnet sie für den HNO-Chirurgen bedeutende anatomische Lokalisationen. Durch die große Anzahl an Schrauben konnten verschiedene Untersuchungen durchgeführt werden. Da sich in der statistischen Auswertung mittels eines multifaktoriellen ANOVA Tests keine relevanten Seitendifferenzen ergaben, wurden die Werte der bilateralen Messpunkte zu einem gemeinsamen Mittelwert für die entsprechenden Einzellokalisationen zusammengefügt. Es wurden mehrere

Punkte in wichtige Lokalisationsgruppen eingeteilt und die Mittelwerte ermittelt (z.B Schädelbasis oder Sinus frontalis). Ferner konnten Signifikanzen einzelner Lokalisationen, Lokalisationsgruppen und Registrierungsmethoden ermittelt werden.
Letztendlich konnten die 4 nicht-invasiven Registrierungsmethoden miteinander verglichen und die Ergebnisse dem Goldstandard der invasiven Schraubenmarkerregistrierung gegenübergestellt werden.

5.1.2. Fehlerquellen der Navigation

5.1.2.1. Bilddatenaquisitation

Essentiell für die Planung und Durchführung eines navigierten chirurgischen Eingriffes sind zwei- und dreidimensionale Bilddatensätze. Heutzutage werden überwiegend die CT und die MRT eingesetzt. Dabei ist die Qualität der Bilddatensätze ein wichtiger Faktor für die Genauigkeit der Registrierung und demnach für die Genauigkeit der Navigation (Haßfeld et al., 2000; C. R. Maurer & Fitzpatrick, 1993).

Ein wichtiger Parameter, welcher die Genauigkeit der Bilddaten beeinflusst, ist die Schichtdicke.
Ab einer Schichtdicke von ca. 2 mm können in der z-Achse Ungenauigkeiten von bis zu 2 mm auftreten (Husstedt, Heermann, & Becker, 1999).
Bei einer Schichtdicke von 1 mm, einer Pixelgröße von 0,49 mm und einem Tischvorschub von 1 mm, was weitgehend dem CT-Protokoll dieser Studie entspricht, beträgt die Datengenauigkeit ca. 0,4 mm (Heermann, Mack, et al., 2001).

Nachteile der CT sind die Strahlenbelastung und eine schlechtere Weichteildarstellung im Vergleich zur MRT. Ersteres ist in einer experimentellen Studie am Modell wie dieser vernachlässigbar.

Bei der MRT kann es aufgrund von physikalischen Einflüssen und Umwelteinflüssen zu einer ungenauen Wiedergabe anatomischer Landmarken kommen. Dies kann zu technischen Problemen bei der Erstellung des virtuellen Modells führen, woraus Ungenauigkeiten von mehreren Zentimetern resultieren (Caversaccio & Freysinger, 2003; Wyper, Turner, Patterson, Condon, & Rowan, 1986). Durch die technische Weiterentwicklung werden Ungenauigkeiten zwar immer geringer, die perfekte und fehlerfreie Bildgebung kommt aber selbst heute noch nicht zum Einsatz.

Im klinischen Alltag muss daher bei gewissen Eingriffen individuell entschieden werden, welches Bildgebungsverfahren eingesetzt werden sollte. Bei hohen Genauigkeitsansprüchen ist generell die CT zu bevorzugen. Bei neurochirurgischen Eingriffen, wo hohe Weichteilkontraste erwünscht sind, ist die MRT oft der CT vorzuziehen .
Mittlerweile werden Bildfusionstechniken eingesetzt, bei denen 2 oder sogar 3 unterschiedliche Bildgebungsverfahren genutzt werden. Dadurch kommt man in den Genuss der jeweiligen Vorteile. Es bedarf aber noch der Weiterentwicklung, um diese Systeme reifer und kostengünstiger zu gestalten (Rana et al., 2012). Die Technik der Bildfusion wird von dem Navigationssystem InstaTrak 3500 nicht unterstützt.

Ein generelles Problem bei der Bilddatenaquisitation stellen Bewegungsartefakte dar. Diese geometrischen Verzerrungen treten ab einer Rotation des Kopfes von über 2 Grad auf und können zu erheblichen Registrierungsfehlern bei der Navigation führen (Marmulla & Muhling, 2006; C. R. Maurer & Fitzpatrick, 1993; Wagner et al., 2003).
Um Artefakte zu verhindern, sollte der Kopf während der Bilddatenaquisitation fixiert werden. Diese Problematik stellt sich bei einer Studie mit Schädelmodellen jedoch nicht, da diese nicht beweglich sind.

5.1.2.2. Fehlerquellen von Navigationssystemen

Im Laufe der Jahre wurden verschiedene Technologien entwickelt, um navigierte chirurgische Eingriffe zu ermöglichen. Sie basieren auf unterschiedlichen physikalischen und technischen Prinzipien und weisen dementsprechend auch unterschiedliche Vor- und Nachteile auf.

Die ersten Systeme, basierend auf elektromechanischen Prinzipien, wurden schnell wegen ihrer Größe, Unhandlichkeit und ungenügenden Genauigkeit von anderen Technologien verdrängt (M. Caversaccio et al., 2008; Freysinger et al., 1997; Roth et al., 1995).
Akustische Navigationssysteme teilten ebenfalls das Schicksal der elektromechanischen Navigationssysteme. Charakteristisch für solche Systeme waren Zeitvariationen bei Temperaturunterschieden und der Einfluss von Echos und Luftströmen. Dies bedingte eine schlechte intraoperative Genauigkeit (Roberts, Strohbehn, Hatch, Murray, & Kettenberger, 1986).

Elektromagnetische und optische Navigationssysteme haben sich auf dem Markt durchsetzen können. Optische Naviagtionssysteme weisen eine ähnliche Genauigkeit wie elektromagnetische Systeme auf. Einer der Nachteile optischer Systeme ist die Notwendigkeit der freien Sicht der

Kamera. Dementsprechend müssen einige Maßnahmen beim Operationssetting getroffen werden, was wiederum zu einer verlängerten Vorbereitungszeit führt (M. Caversaccio et al., 2008; Strauß, 2009).
Durch technische Weiterentwicklung und Verbesserung der modernen elektromagnetischen Navigationssysteme bieten sich einige entscheidende Vorteile gegenüber anderen Systemen:

- Die Vorbereitungszeit ist kürzer.
- Ein direkter visueller Kontakt zwischen Sensor und Instrumenten ist nicht erforderlich.
- Kontinuierliche Navigation ohne Unterbrechungen ist möglich.
- Durch die technische Einschränkung bezüglich der Größe der Sensorspulen (kleiner 5 x 20 mm) ergibt sich ein Vorteil beim Einsatz in flexiblen Instrumenten wie z.B Endoskopen.

Ein Nachteil elektromagnetischer Navigationssysteme besteht in der Sensibilität gegenüber magnetischen Störquellen. Vor allem betroffen sind metallische chirurgische Instrumente, das OP Umfeld und andere ferromagnetische Gegenstände wie z.B das Operationsmikroskop oder Instrumententische (Ecke, Maurer, et al., 2003).
Ebenso besteht ein Einfluss durch elektromagnetische Strahlung (Birkfellner et al., 1998). Bemerkbar macht sich dies bei Wechselstromsystemen (AC). Es entstehen sekundäre elektromagnetische Felder (sogenannte Wirbelströme), die die Genauigkeit der Navigation beeinflussen. Bei Gleichstromsystemen (DC) entfallen diese Störungen, es gibt lediglich Einflüsse durch metallische Gegenstände (J. B. Hummel, Maurer, Birkfellner, Bergmann, & Shahidi, 2005).

Mehrere Studien, die sich mit dem Thema der elektromagnetischen Sensibilität befassten, brachten kontroverse Meinungen hervor.
Metson et al. beschreibt notwendig zu treffende Vorbereitungen im Operationssaal. Es werden doppelte Schaumstoffmatratzen eingesetzt und die Geräte müssen einen gewissen Abstand zum Navigationssystem einhalten (Metson et al., 1998).
Gemeinsame Schlussfolgerung war, dass der Einfluss vernachlässigbar sei, sofern bei der Operationsvorbereitung entsprechende Maßnahmen getroffen, Spezialinstrumente benutzt und generelle Grundregeln befolgt werden (Caversaccio & Freysinger, 2003; J. Hummel et al., 2006; Wagner, Schicho, Birkfellner, Figl, & Ewers, 2002).

Mit der Einführung des Navigationssystems InstaTrak 3500 der Firma GE Medical Systems, Wisconsin, USA konnten die Nachteile der ersten

elektromagnetischen Navigationssysteme größtenteils minimiert werden (Anon, 1998).
Es entstehen geringere Störquellen durch magnetisches Material oder andere Umwelteinflüsse. Um Fehler zu vermeiden, gibt das System im Falle einer Störung eine Warnung und ist temporär nicht einsatzfähig. Dies konnte bei dieser Studie ebenfalls beobachtet werden. Störmeldungen waren insgesamt sehr selten, traten aber in manchen Fällen durch eine Warnung am Monitor auf (Field distortion). Durch das Entfernen eines Operationstisches, der Narkoseapparate oder der Uhr des Untersuchers aus unmittelbarer Nähe, wurde die Fehlermeldung aufgehoben.

5.1.2.3. Weitere Fehlerquellen

Durch die manuelle Ansteuerung der Messpunkte können Abweichungen zwischen den einzelnen Messungen entstehen. Die Schrauben besitzen zwar eine Öffnung, in welcher die Pointespitze senkrecht eingesetzt wird, durch Variationen des Ansteuerwinkels können Abweichungen allerdings nicht vollständig vermieden werden.
Ähnlich verhält es sich bei der Auswahl bzw. der Ansteuerung der anatomischen Landmarken für die anatomische Landmarkenregistrierung. Eine eventuelle Verschieblichkeit der Silikonmasken und die Variation des Ansteuerwinkels können zu Fehlern führen.

Eine schwer zu identifizierende Fehlerquelle sind mögliche Verformungen der Pointerspitze. Bei einer Studie von Ecke et al. waren solche Verformungen bei ca. 6% der Operationen verantwortlich für Abweichungen der intraoperativen Genauigkeit (Ecke, Maurer, et al., 2003).

5.2. Navigation

Um den Einsatz eines Navigationssystems zu rechtfertigen, müssen einige Vorteile gegenüber der konventionellen Chirurgie bestehen bzw. bestimmte Kriterien erfüllt werden:
Dem Chirurgen sollte eine bessere dreidimensionale Orientierung ermöglicht, die Operationszeit verkürzt und eine präzisere und selbsbewusstere Durchführung des Eingriffes ermöglicht werden (Cartellieri, Vorbeck, & Kremser, 2001; Wise & DelGaudio, 2005).

In der HNO-Chirurgie stellt bisher die endoskopische Nasennebenhöhlenchirurgie das größte Einsatzgebiet der Navigationschirurgie dar (Strauß, 2009). Bei einer Genauigkeit des Navigationssystems zwischen 1-2 mm ermöglicht die Navigation eine erfolgreiche minimal-invasive Operationstechnik (Cartellieri & Vorbeck, 2000). An der lateralen Schädelbasis werden Eingriffe zunehmend mithilfe von Navigationssystemen durchgeführt. Es wird allerdings aufgrund komplizierter anatomischer Verhältnisse eine höhere Genauigkeit von < 1 mm benötigt (M. Caversaccio, Zulliger, Bachler, Nolte, & Hausler, 2000).

In diversen Studien wurde gezeigt, dass bei gewissen Eingriffen Navigationssysteme essentiell für die Durchführung sind (z.B maligne Tumoren, endonasale Mukozelen), bei anderen Eingriffen wiederum ein gleichwertiges Ergebnis nicht ohne Navigationssysteme hätte erzielt werden können (Oeken & Törpel, 2008).
Wurm et al. beschreibt die Notwendigkeit eines navigierten Eingriffes bei einem rezidivierten Kraniopharyngeom (Wurm, Bumm, Steinhart, Fahlbusch, & Iro, 2005).
Bei einer Studie von Strauß et al. wurden 102 FESS-Prozeduren ausgewertet. Von erfahrenen Operateuren wurde berichtet, dass der Eingriff ohne Navigation nicht gründlich genug hätte durchgeführt werden können (Strauß, Koulechov, Röttger, et al., 2006).

5.3. Referenzierungssysteme

Referenzierungssysteme stellen einen wichtigen Bestandteil einer erfolgreichen Navigation dar, da erst sie die "Kommunikation" zwischen Patient und Bilddatensatz ermöglichen (Caversaccio & Freysinger, 2003).
Es werden verschiedene Systeme eingesetzt, wobei zwischen invasiven und nicht-invasiven Referenzierungssystemen unterschieden wird.
In der Neurochirurgie wird die Mayfield-Klemme mit einem speziellen Adapter für die Referenzmarker eingesetzt. Sie wird invasiv am Schädel des Patienten fixiert (Gunkel et al., 2000; Kremser et al., 1997; C. R. Maurer, Jr. et al., 1997).

Für die Navigation in der HNO und der Mund-Kiefer-Gesichtschirurgie werden Systeme bevorzugt, welche eine uneingeschränkte Beweglichkeit des Kopfes während der Operation erlauben und geringe Traumata verursachen, um den ästhetischen Ansprüchen zu genügen (Gunkel et al., 2000; Majdani, Leinung, Lenarz, & Heermann, 2003). Kalotten-fixierte Referenzierungssterne (BrainLAB, Stryker) stellen ein derartiges invasives Referenzierungsverfahren dar. Diese Systeme sind weniger invasiv als die Mayfield-Klemme und können etwas abseits des Operationsgebietes, hinter der Haargrenze positioniert werden (Majdani et al., 2003).
Allerdings werden nicht-invasive Referenzierungssysteme bevorzugt. Zu den nicht-invasiven Systemen gehören Headset, Headband, Oberkieferzahnschiene und LED Masken (Grauvogel et al., 2012).

In dieser Studie wurde das Headset von GE Healthcare eingesetzt. Es dient zum einen der Referenzierung und automatischen Registrierung und zum anderen als Fixierpunkt des elektromagnetischen Transmitters.
Jeder Patient bekommt für die Bildgebung und für die Operation dasselbe Headset. Allerdings muss der Patient das Headset in der Zeit zwischen Bildgebung und operativem Eingriff nicht tragen. Ein weiterer Vorteil besteht in der Beweglichkeit des Patienten während einer Operation. Das System erkennt Bewegungen und passt sich der neuen Position automatisch an. Dadurch werden Eingriffe in Lokalanästhesie ermöglicht (Anon, 1998; Heermann, Schwab, et al., 2001).
Das Headset kann laut Hersteller nur bei einem Patienten eingesetzt werden und muss im Anschluss entsorgt werden. Dies kann insbesondere dann zu erhöhten Kosten führen, wenn nach der Bildgebung entschlossen wird, keine Operation durchzuführen bzw. ein anderes Verfahren einzusetzen. Eine Studie zeigte darüber hinaus, dass der mehrfache Einsatz des selben Headsets keine Einschränkung in der Genauigkeit bewirkt (Javer, Kuhn, & Smith, 2000).

Durch die Position des Headsets im äußeren Gehörgang und der Nasenwurzel werden Zugangswege im zentralen Bereich der Nasenwurzel und lateral an den Gehörgängen bei bestimmten Eingriffen limitiert (Metson et al., 1998).

Laut Metson et al. sind Verschiebungen des Headsets die wichtigste Ursache für den intraoperativen Genauigkeitsverlust des Navigationssystems (Metson, 2003).

Zwischen den einzelnen Messreihen wurde eine möglichst identische Positionierung des Kopfes angestrebt. Ein mögliches Verrutschen des Headsets war allerdings kein Gegenstand der Untersuchungen dieser Studie und wurde deshalb nicht berücksichtigt.

Diskussion

5.4. Registrierung

Der Registrierungsprozess ist der entscheidende Faktor einer erfolgreichen Navigation und steht im direkten Zusammenhang mit der Genauigkeit der Navigation (Eggers et al., 2006; Grunert, Darabi, et al., 2003; Knott et al., 2006).

Daher wurden in dieser Studie die Genauigkeiten verschiedener Registrierungsmethoden am Schädelmodell miteinander verglichen. Untersucht wurde der Goldstandard der invasiven Schraubenmarkerregistrierung und die nicht-invasiven Registrierungsmethoden der automatischen Registrierung, Hautoberflächenregistrierung, anatomischen Landmarkenregistrierung und Oberkieferzahnschienenregistrierung.

5.4.1. Invasive Schraubenmarkerregistrierung

Die Registrierung mittels invasiver Schraubenmarker stellt den Goldstandard dar und weist die höchste Genauigkeit auf (Knott et al., 2006; Metzger et al., 2007; West et al., 2001).
Die implantierten Schrauben sind sehr stabil, verrutschen nicht und können in der Bildgebung gut identifiziert werden. Da es sich um eine invasive Methode handelt, muss der Patient allerdings vor der Bildgebung einen operativen Eingriff ertragen.
Bei einer Studie mit Schädelmodellen ist dieser Aspekt selbstverständlich zu vernachlässigen.
Die Schrauben wurden, neben ihrer Funktion als Registrierpunkt auch als Messpunkt eingesetzt. Sie konnten präzise in der Navigationsplanung markiert und anschliesend exakt mit dem Pointer angesteuert werden.
Für die Registrierung wurden 4 Schraubenmarker benutzt. Jeweils bilateral retroaurikulär und parietal auf Höhe des Haaransatzes. Bei der Auswahl der Marker wurde unter Berücksichtigung der klinischen Anwendbarkeit auf kosmetisch tolerierbare Lokalisationen geachtet.

Für die Anzahl der invasiven Marker und deren Anordung wurden die Richtlinien von West et al. herangezogen (West et al., 2001). Es gelten vier Grundregeln, welche direkten Einfluss auf die folgende mathematische Formel haben:

Diskussion

$$\langle \text{TRE}^2(\mathbf{r}) \rangle \approx \frac{\langle \text{FRE}^2 \rangle}{(N-2)} \left(1 + \frac{1}{3} \sum_{k=1}^{3} \frac{d_k^2}{f_k^2} \right).$$

f_k:RMS; d_k:Entfernung des Messpunktes von der k Achse der Markerkonfiguration; k: Laufvariable
N: Anzahl der Marker; FRE: Fiducial Registration Error; TRE: Target Registration Error (West et al., 2001)

- Um ausreichende 3D Informationen zu gewinnen sollten lineare Markerkonfigurationen vermieden werden. Niedrige f_k Werte, die zu erhöhten TRE Werten führen würden, werden so vermieden.
- Marker sollten so konfiguriert werden, dass sich das Zentrum der Konfiguration am nähesten zu den wichtigsten Lokalisationen befindet. Die Werte d1, d2 und d3 werden so minimiert.
- Die einzelnen Marker sollten so weit entfernt voneinander wie möglich liegen. Dies maximiert den f_k Wert und minimiert somit den TRE Wert.
- Es sollen so viele Marker wie möglich verwendet werden, aber es sei zu berücksichtigen, dass ab 5 bzw. 6 Markern ein Genauigkeitsverlust auftritt. Ein erhöhter N Wert minimiert wiederrum den TRE Wert.

Im klinischen Alltag können sicherlich Abweichungen dieser Grundregeln erfolgen, um sich den individuellen Anforderungen des einzelnen Patienten und der gegebenen Situation anzupassen.

Die Gesamtgenauigkeit unter Berücksichtigung aller 26 Titanschrauben betrug 0,94 mm. In einer Kadaverstudie von Claes et al. wurde eine Gesamtgenauigkeit von 2,1 mm beschrieben. Die Konfiguration der Marker war ähnlich dieser Studie, es kam ein optisches Navigationssystem zum Einsatz (Claes et al., 2000). Eine mögliche Erklärung der großen Differenzen in der Genauigkeit könnte der Einsatz von Kadavern darstellen. Es wurde lediglich ein Kadaver eingesetzt. Außerdem wurden weniger Punkte angesteuert.
In einer Kadaverstudie von Metzger et al. wurde mit 3 optischen Navigationssystemen eine Gesamtgenauigkeit von 1,00-1,34 mm ermittelt. Es wurden 6 invasive Schrauben für den Registrierungsprozess eingesetzt (Metzger et al., 2007).
In einer Schädelmodellstudie von Luebbers et al. wurden ähnliche Gesamtgenauigkeiten von 0,7-1,1 mm je nach Lokalisation ermittelt (Luebbers et al., 2008).
Die Studie von Rosenow et al. an einem Schädelmodell aus Plastik mit einem elektromagnetischen Navigationssystem ergab eine Gesamtgenauigkeit von 2,13 mm. Es kamen 5 invasive Schrauben zum Einsatz. Die Messungen erfolgten in Abständen von 1 mm, an einer Metallbasis im Inneren des

Schädels (Rosenow & Sootsman, 2007). Diese Anordnung könnte die Unterschiede zur vorliegenden Studie erklären.
Sie stellt die einzige Studie mit einem elektromagnetischen Navigationssystem, unter Verwendung der invasiven Schraubenmarkerregistrierung dar.

Betrachtet man in der vorliegenden Studie die Einzellokalisationen Frontal, Maxillär, am Jochbogen und am Mastoid, so wiesen diese mit 0,6-0,8 mm die genauesten Werte auf. Dies kann durch ihre Nähe zu den Registrierungspunkten erklärt werden. Im Gegensatz dazu lagen die Werte an der Schädelbasis, also die am weitesten von den Registrierungspunkten liegenden Lokalisationen, mit 1,3-1,4 mm weit über dem Mittelwert.
Bei der Genauigkeit von Lokalisationsgruppen konnte ein ähnliches Bild dargestellt werden, wobei die Lokalisationsgruppe Schädelbasis eine Genauigkeit von 1,33 mm aufwies.
In der Studie am Schädelmodell von Luebbers et al. kam es zu einem ähnlichen Bild. Die Genauigkeit zeigte eine Zunahme bei Messpunkten der Schädelbasis (1,1 mm) im Vergleich zum Gesichtsschädel (0,7 mm). Die Messpunkte wurden allerdings zufällig am Schädel festgelegt und es kam ein optisches Navigationssystem zum Einsatz (Luebbers et al., 2008).

5.4.2. Automatische Registrierung

Eine nicht-invasive Alternative zur invasiven Schraubenmarkerregistrierung stellt die automatische Registrierung dar. Durch die standardisierte Position der 7 metallischen Registrierpunkte des Headsets wird die automatische Registrierung vom Navigationssystem InstaTrak 3500 durchgeführt.
Nachdem die mit Headset aufgenommenen Bilddatensätze auf die Rechnereinheit übertragen wurden, konnte das System die automatische Registrierung durchführen, sobald das Headset aufgesetzt wurde.

Es ergibt sich eine vereinfachte Navigationsvorbereitung und eine weitaus geringere Vorbereitungszeit im Vergleich zu anderen Registrierungsmethoden bzw. anderen Navigationssystemen (Ecke, Luebben, Maurer, Boor, & Mann, 2003).
Ein weiterer positiver Aspekt der automatischen Registrierung ist die Minimierung des menschlichen Einflusses auf die Registrierungsgenauigkeit.
Im Gegensatz zur Registrierung mit Schraubenmarkern oder Klebemarkern kann durch den Einsatz des Headsets eine erneute Bildgebung kurz vor dem Eingriff vermieden werden, wodurch wiederum Kosten und Strahlenbelastung gesenkt werden (Fried et al., 1997).

Diskussion

Beim Verrutschen des Headsets kann es allerdings zu einem Genauigkeitsverlust kommen. In einem solchen Fall muss das Headset erneut korrekt positioniert und die Registrierung wiederholt werden (Metson et al., 1998).

Die Gesamtgenauigkeit der Messungen betrug 1,41 mm. In anderen Studien konnten ähnliche Werte ermittelt werden (Cartellieri et al., 2001; Ecke, Luebben, et al., 2003; Fried et al., 1997; Metson et al., 1998).
In einer klinischen Patientenstudie von Metson et al., in welcher das automatische Registrierungsverfahren des InstaTrak 3500 Navigationssystems bei 24 Patienten eingesetzt wurde, konnte eine Genauigkeit von unter 2 mm beschrieben werden (Metson et al., 1998).
Fried et al. analysierte Genauigkeitswerte in einer klinischen Patientenstudie mit 51 Patienten. Die Genauigkeitsmessungen erfolgten an 2 Hautklebemarkern. Die Gesamtgenauigkeit betrug 2,28 mm. Interessanterweise wurden bei dieser Studie die Operateure nach der empfundenen Genauigkeit befragt und diese wurde als unter 1 mm empfunden (Fried et al., 1997).
In der klinischen Patientenstudie von Cartellieri et al. wurden bei Messungen an 4 Patienten Gesamtgenauigkeitswerte von 0,7-2,0 mm ermittelt (Cartellieri et al., 2001).

Die Genauigkeit der automatischen Registrierung liegt damit im Bereich der erforderlichen 2 mm bei Eingriffen an den Nasennebenhöhlen (Anon, 1998). Bei der Betrachtung einzelner Lokalisationen sind lediglich die Messpunkte Jochbogen links und Mastoid links über dem kritischen Wert von 2 mm. Die Lokalisationsgruppe Periaurikulär wies mit einem Wert von 1,47 mm die geringste Genauigkeit auf. Diese Werte wiesen allerdings bei den Messungen eine links-rechts Seitendifferenz auf, wodurch es bei den beschriebenen Lokalisationsgruppen zu erhöhten Werten kam. Statistisch gesehen bestand keine signifikante Differenz.
Eine mögliche Erklärung für die erhöhten Werte am Mastoid bzw. an der Lokalisationsgruppe Periaurikulär wäre die zunehmende Entfernung zur elektromagnetischen Quelle in Verbindung mit der zunehmenden Entfernung von den Registrierungspunkten des Headsets (Ecke, Luebben, et al., 2003).

Automatische Registrierungsmethoden werden auch bei optischen Navigationssytemen eingesetzt.
Hauser et al. beschreibt eine solche Methode in einer Studie am Schädelmodell und an Patienten. Die Gesamtgenauigkeit betrug 0,7-1,0 mm bzw. 0,7-1,6 mm. Allerdings wurde nur ein Schädelmodell eingesetzt und an

lediglich 4 anatomischen Lokalisationen Messungen durchgeführt (Hauser, Westermann, Reinhardt, & Probst, 1996).
Ein Registrierungsverfahren mithilfe einer LED-Autoregistrierungsmaske wurde in einer Kadaverstudie und klinischen Patientenstudie von Arapakis et al. beschrieben. Es wurden Messungen an 8 Schraubenmarkern durchgeführt und eine Gesamtgenauigkeit von 2,2 mm ermittelt (Arapakis, Hubbe, Maier, Laszig, & Schipper, 2005).

5.4.3. Hautoberflächenregistrierung

Die Hautoberflächenregistrierung hat sich in den letzten Jahren als Registrierungsmethode in der HNO-Navigationschirurgie etabliert (Metzger et al., 2007).
Dieses nicht-invasive Registrierungsverfahren basiert auf der Erkennung von anatomischen Merkmalen von Kopf und Gesicht mithilfe eines Pointers oder Lasers. Die gesammelten Punkte werden mit kongruenten Flächen der CT Bilder abgeglichen. Da die Registrierung auf virtuellen anatomischen Punkten basiert und keine externen Marker notwendig sind, wird keine zusätzliche Bildgebung zur Operationsplanung benötigt.
Bei dem AccuMatch Verfahren des Navigationssystems InstaTrak 3500 werden ca. 300 Punkte für den Registrierungsprozess mit dem Pointer gesammelt. Die Punkte werden an Stirn, Nase und periorbital gesammelt, da dort die wenigsten Weichteile und Haare vorhanden sind (Eggers et al., 2006).

Die Gesamtgenauigkeit der Hautoberflächenregistrierung lag bei 1,59 mm. Damit wies sie im Vergleich zur invasiven Schraubenmarkerregistrierung, wie in bisherigen Studien ebenfalls demonstriert werden konnte, eine signifikant schlechtere Genauigkeit auf (Eggers et al., 2006; Knott et al., 2006).
Knott et al. beschreiben eine Studie am Schädelmodell mit dem Navigationssystem InstaTrak 3500 Plus. Es wurden mehrere Protokolle zur Hautoberflächenregistrierung eingesetzt, die Messungen erfolgten an zwei Schraubenmarkern. Die Gesamtgenauigkeit lag zwischen 1,5-2,6 mm (Knott et al., 2006).
Durch die große Entfernung zu den Registrierungsregionen ist die Genauigkeit okzipital stark vermindert. Dies lässt sich durch die Ergebnisse dieser Studie bestätigen. Messpunkte und Lokalisationsgruppen mit größerer Entfernung zu den Regionen für die Punktesammlung der Registrierung, wiesen verminderte Genauigkeitswerte auf (Mastoid 1,72 mm , innerer Gehörgang 2,15 mm).

Diskussion

Die Qualität der Registrierung ist sehr anfällig gegenüber Weichteilschwellungen und Lagerungsunterschieden bei der Bildgebung und während der Operation. In einem solchen Fall muss die Bildgebung wiederholt werden (Eggers et al., 2006; Marmulla et al., 2004).

Hautoberflächenregistrierungsmethoden werden auch bei optischen Navigationssystemen eingesetzt. Dort haben besonders laserbasierte Techniken ihren Einsatz gefunden (Bucholz et al., 2000; Luebbers et al., 2008; Marmulla et al., 2004; Metzger et al., 2007; Raabe et al., 2002; Schicho et al., 2007).
Grauvogel et al. führte mit den gleichen Schädelmodellen der vorliegenden Studie, am optischen Navigationssystem BrainLAB, Messungen mit der laserbasierten z-touch Methode durch. Die Gesamtgenauigkeit betrug 1,3 mm (Grauvogel, Soteriou, Metzger, Berlis, & Maier, 2010).
Raabe et al. beschreibt in einer klinischen Patientenstudie, unter Verwendung derselben Technologie (z-touch Laser von BrainLAB) eine Gesamtgenauigkeit von 1,9-3,9 mm. Es wurden Messungen an 34 Patienten durchgeführt. Dabei ist anzumerken, dass 75% der Messungen einen Wert von unter 3 mm aufwiesen (Raabe et al., 2002).
In einer Kadaverstudie von Schiko et al. wurde der Fazer von Medtronic eingesetzt. Es handelt sich um eine laserbasierte Methode, bei der ca. 300 Punkte gesammelt werden. Es wurden Messungen an 4 Schädeln durchgeführt und eine Gesamtgenauigkeit von 1,8 mm ermittelt (Schicho et al., 2007).
Marmulla et al. haben in einer klinischen Patientenstudie im Gegensatz zu anderen Studien, mithilfe eines Laserscanners, eine sehr hohe Anzahl von Registrierungspunkten (>300000) eingesetzt. Bei Messungen an 12 Patienten mit dem optischen Navigationssystem SNN++ konnte eine Gesamtgenauigkeit von 1,1 mm ermittelt werden (Marmulla et al., 2004).

Hybride Registrierungsmethoden sind eine Alternative, um die Genauigkeit zu erhöhen aber die Vorteile der Hautoberflächenregistrierung zu nutzen. Bei diesen Verfahren, wird die Hautoberflächenregistrierung durch einige Klebemarker ergänzt (Eggers et al., 2006; C. R. Maurer, Jr. et al., 1998).
In einer Studie von Maurer et al. wurden verschiedene Kombinationen untersucht (Hautoberfläche+1 Marker, Hautoberfläche ohne Marker, Knochenoberfläche+1 Marker, Knochenoberfläche ohne Marker u.a). Bei der hybriden Registrierungsmethode konnte jeweils eine Verbesserung der Genauigkeit (ein geringerer TRE Wert wurde gemessen) von ca. 30% erzielt werden (C. R. Maurer, Jr. et al., 1998).
In dieser Studie wurde keine hybride Registrierungsmethode untersucht, da diese Technik von dem Navigationssystem InstaTrak 3500 nicht unterstützt wird.

5.4.4. Registrierung mit anatomischen Landmarken

Die Registrierung mittels anatomischer Landmarken ist eine weitere verbreitete nicht-invasive Registrierungsmethode. Es werden prominente bzw. leicht identifizierbare anatomische Lokalisationen definiert, die als Registrierungspunkte dienen (Eggers et al., 2006).
Die Auswahl der Landmarken und deren Anzahl ist entscheidend für die Genauigkeit der Registrierung. Sie hängt von der Definierbarkeit und Identifizierbarkeit der Landmarken, deren Anzahl und deren Anordnung ab (Claes et al., 2000; Eggers et al., 2006; Fright & Linney, 1993; Hill, Hawkes, Crossman, Strong, & Graves, 1991; Panigrahy et al., 2000; West et al., 2001).
In Studien konnte bei der Verwendung von 6 Landmarken im Vergleich zu 4 Landmarken eine erhöhte Genauigkeit erzielt werden. Da es Schwierigkeiten bereitet, eine hohe Anzahl an Landmarken am Patienten exakt zu definieren, ist die Genauigkeit der Methode geringer im Vergleich zu künstlichen Hautmarkern (Claes et al., 2000).
In dieser Studie wurde bei der Registrierung mit 4 anatomischen Landmarken bilateral Tragus und angulus oculi lateralis verwendet. Bei der Registrierung mit 5 anatomischen Landmarken wurde zusätzlich unilateral die spina nasalis anterior eingesetzt. Diese Lokalisationen wurden wegen ihrer Verteilung, geringen Weichteilverschiebung und guten Definierbarkeit ausgewählt.

Die Gesamtgenauigkeit der Registrierung mittels anatomischer Landmarken betrug bei 4 Registrierungspunkten 5,15 mm und bei 5 Registrierungspunkten 4,37 mm. Bei der Messreihe mit 5 Registrierungspunkten war sowohl bei der Gesamtgenauigkeit als auch bei der Mehrheit der angesteuerten Messpunkte eine erhöhte Genauigkeit zu sehen.
Die Werte korrelieren mit den Ergebnissen anderer klinischer und experimenteller Studien (Claes et al., 2000; Helm & Eckel, 1998; Mascott et al., 2006).
Mascott et al. beschreibt in einer klinischen Patientenstudie mit einem optischen Navigationssystem (Medtronic StealthStation) bei der Verwendung von 4 anatomischen Landmarken (tragus bilateral, medialer Augenwinkel bilateral) eine Gesamtgenauigkeit von 5,4 mm (Mascott et al., 2006).
Claes et al. führten eine Kadaverstudie mit einem optischen Navigationssystem durch. Es wurden Messreihen mit 3 Konfigurationen von anatomischen Landmarken durchgeführt. Bei 2 Messreihen wurden 4 anatomische Landmarken für die Registrierung unterschiedlich konfiguriert (ähnlich der Anordnung dieser Studie) und bei einer weiteren Messreihe wurden für die Registrierung 6 anatomische Landmarken eingesetzt.

Die Gesamtgenauigkeiten betrugen bei 4 anatomischen Landmarken 4,5 bzw. 4,9 mm und bei 6 anatomischen Landmarken 3,1 mm (Claes et al., 2000).
Mit dem Navigationssystem InstaTrak 3500 kam bisher in keiner Studie die Registrierungsmethode mittels anatomischer Landmarken zum Einsatz.

5.4.5. Oberkieferzahnschienenregistrierung

Eine weitere nicht-invasive Registrierungsmethode stellt die Zahnschienenregistrierung dar, die hauptsächlich in der Mund-Kiefer-Gesichtschirurgie eingesetzt wird. Dabei unterscheidet man zwischen Oberkieferbissschienen und extraoralen Gestellen.
In dieser Studie wurden gemäß Voruntersuchungen von Gellrich et al. individuell angefertigte Oberkieferzahnschienen mit vier alternierend angeordneten Titanschrauben eingesetzt (Gellrich et al., 2002).
Die Registrierung mittels Oberkieferzahnschiene ist ein einfaches, schnell durchführbares und jederzeit wiederholbares Verfahren (Eggers et al., 2006; Metzger et al., 2007).
Die präoparative Bildgebung erfolgt mit der Zahnschiene, was in manchen Fällen eine Wiederholung der Bildgebung vor dem Eingriff erfordert. Bei zahnlosen Patienten oder Patienten mit frakturiertem Oberkiefer ist die Registrierung mittels Zahnschiene nicht durchführbar.
Den größten Nachteil dieser Registrierungsmethode stellt die Position und Anordnung der Registrierungsmarker dar. Sie befinden sich an der unteren Seite des Gesichtsschädels und entsprechen nicht den optimalen Anordungsprinzipien (Eggers et al., 2006; West et al., 2001).
Der Mittelwert der Registrierung mittels Oberkieferzahnschiene betrug 2,24 mm. Dieser Wert ist allerdings nur bedingt aussagekräftig, da Werte über 10 mm nicht berücksichtigt wurden und bei der Auswertung fehlen. So konnte eine Reihe von Messpunkten nicht in die Auswertung eingehen.
Interessant ist die lineare Abnahme der Genauigkeit mit zunehmender Entfernung von den Registrierungspunkten.
In anderen Studien mit optischen Navigationssystemen wurden Werte von 2,93 mm, 3,79 mm und 4,09 mm (Metzger et al., 2007) bzw. 1,1 mm periorbital, 1,3 mm vizerokranial und 2,3 mm neurokranial (Luebbers et al., 2008) ermittelt.
Wir schlussfolgern anhand unserer Studienergebnisse, dass das Navigationssystem InstaTrak 3500 nicht für die Oberkieferzahnschienenregistrierung geeignet zu sein scheint. Lediglich in unmittelbarer Umgebung zu der Oberkieferzahnschiene konnten akzeptable Genauigkeiten für den klinischen Alltag erzielt werden.

Es gibt bisher keine weiteren Studien, die die Zahnschienenregistrierung am Navigationssystem Insta Trak 3500 untersucht haben.

Für die Herstellung von Zahnschienen war lange Zeit ein Zahnlabor erforderlich. Strauss et al. haben 2009 ein neues Verfahren eingeführt, das dem HNO Chirurgen ermöglicht, kurz vor der Bildgebung die Zahnschiene anzupassen und nach einer Trocknungszeit von 4 Minuten diese wieder zu entfernen. Es konnten ähnliche und sogar bessere Genauigkeiten mit dem neuen Verfahren im Vergleich zum bisherigen Goldstandard erzielt werden (Strauß et al., 2009).

5.5 Ausblick

Das hauptsächliche Ziel von Entwicklungen in der computerassistierten Chirurgie wird auch weiterhin in der Verbesserung der Registrierungsgenauigkeit liegen. Die bereits heute erzielten Genauigkeiten nicht-invasiver Registrierungsverfahren von unter 2 mm sind für eine Vielzahl von Eingriffen ausreichend. Um ein noch größeres Spektrum von Indikationen in der HNO-Chirurgie abzudecken, erfordert es die Entwicklung kostengünstiger, patientenfreundlicher, leicht anwendbarer, nicht-invasiver Registrierungsverfahren, die Genauigkeitswerte von unter 1 mm ermöglichen. Es sind bereits Ansätze zu sehen, bei denen 2 nicht-invasive Registrierungsverfahren kombiniert werden, um eine bessere Registrierungsgenauigkeit zu erzielen (Eggers et al., 2006; Luebbers et al., 2008; C. R. Maurer, Jr. et al., 1998).

Forschergruppen arbeiten ebenfalls an neuartigen Systemen, die einen automatisierten chirurgischen Eingriff ermöglichen sollen. Ein aktives navigiertes Instrument soll ein prä-operativ festgelegtes Schema abarbeiten und sich bei Abweichungen automatisch abschalten.

Robotisch-navigierte Anwendungen sollen minimal-invasive Hochpräzisionseingriffe an der lateralen Schädelbasis ermöglichen (Federspil, Stallkamp, & Plinkert, 2001; Majdani et al., 2006; Strauß, Koulechov, Stopp, et al., 2006).

Die computerassistierte Chirurgie und ihre Anwendungen werden auch in Zukunft ein spannender Bereich der Medizin bleiben und noch viele Entwicklungen hervorbringen.

6. Zusammenfassung

Die computerassistierte Chirurgie hat sich in den letzten 20 Jahren dank fortschrittlicher Technik und rasanter Entwicklungen im Bereich der Bildgebung, als fester Bestandteil bei chirurgischen Eingriffen in der Hals- Nasen- und Ohrenheilkunde etabliert. Eine Navigationsgenauigkeit von < 1 mm ist bei schädelbasisnahen Operationen wünschenswert. Derzeit stehen insbesonders auf einer elektromagnetischen sowie optischen Erkennung beruhende Navigationssysteme zur Verfügung.

In der vorliegenden experimentellen Studie der Hals-, Nasen- und Ohren-Universitätsklinik Freiburg, wurden an einem elektromagnetischen Navigationssystem (InstaTrak 3500) verschiedene invasive und nicht-invasive Registrierungsmethoden untersucht, da die Registrierung den entscheidenden Parameter der Navigationsgenauigkeit darstellt.
Die Messungen wurden erstmals an Schädelmodellen, welche mit Hilfe von Patienten CT-Datensätzen gefertigt wurden, durchgeführt. Zur Haut- und Weichteilsimulation dienten individuell angefertigte Silikonmasken. Die Modelle wurden mit 26 Titanschrauben versehen, welche als Messpunkte (target fiducials) und teils als Registrierungspunkte dienten. Die Referenzierung erfolgte durch ein Headset.

Betrachtet man die Gesamtgenauigkeit, so zeigte sich eine signifikante Überlegenheit der invasiven Schraubenmarkerregistrierung im Vergleich zu allen nicht-invasiven Verfahren.
Die Landmarkenregistrierungen erwiesen sich aufgrund ihrer Gesamtgenauigkeiten von > 4 mm als für den klinischen Einsatz wenig geeignet.
Die Registrierung mittels Oberkieferzahnschiene zeigte erhebliche Genauigkeitseinbußen jenseits des Mittelgesichtes. Eine klinische Anwendung am elektromagnetischen System wurde in der Literatur bisher nicht beschrieben und erscheint auch aufgrund der durch uns erhobenen Daten nicht sinnvoll.
Die nicht-invasive automatische Registrierung und die Hautoberflächenregistrierung ergaben zwar im Vergleich mit dem Goldstandard der invasiven Schraubenmarkerregistrierung signifikant höhere Zielabweichungen, zeigten jedoch mit Mittelwerten von 1,41 mm und 1,59 mm klinisch vertretbare Werte.

Zusammenfassend ist festzustellen, dass in Abhängigkeit von der Indikationsstellung die Genauigkeit nicht-invasiver Registrierungsverfahren ausreichend sein kann und den Einsatz eines elektromagnetischen Navigationssystems in der HNO-Chirurgie sinnvoll begründen kann. Auch unter Verzicht auf Schraubenmarker kann das Navigationssystem in diesen Fällen dem Operateur von großem Nutzen sein. Bei komplizierten Eingriffen, vor allem an der lateralen Schädelbasis, an welcher besonders hohe Genauigkeiten erforderlich sind, muss das elektromagnetische Navigationssystem mit Zurückhaltung eingesetzt werden, da auch der Goldstandard der Schraubenmarkerregistrierung an der lateralen Schädelbasis keine Zielabweichung unter 1 mm gewährleisten kann.

7. Anhang

Nr.	Lokalisation	Verwendung
1.	Frontal rechts	Messpunkt
2.	Temporal anterior rechts	Messpunkt
3.	Temporal posterior rechts	Messpunkt, Registrierpunkt
4.	Infraorbital rechts	Messpunkt
5.	Infranasal rechts	Messpunkt
6.	Jochbogen rechts	Messpunkt
7.	Präaurikulär rechts	Messpunkt
8.	Retroaurikulär rechts	Messpunkt, Registrierpunkt
9.	Mastoid rechts	Messpunkt
10.	Siebbein rechts	Messpunkt
11.	Felsenbeinspitze rechts	Messpunkt
12.	Innerer Gehörgang rechts	Messpunkt
13.	Keilbeinhöhlendach	Messpunkt
14.	Clivus	Messpunkt
15.	Frontal links	Messpunkt
16.	Temporal anterior links	Messpunkt
17.	Temporal posterior links	Messpunkt, Registrierpunkt
18.	Infraorbital links	Messpunkt
19.	Infranasal links	Messpunkt
20.	Jochbogen links	Messpunkt
21.	Präaurikulär links	Messpunkt
22.	Retroaurikulär links	Messpunkt, Registrierpunkt
23.	Mastoid links	Messpunkt
24.	Siebbein links	Messpunkt
25.	Felsenbeinspitze links	Messpunkt
26.	Innerer Gehörgang links	Messpunkt
27.	Zahnschiene lateral rechts	Messpunkt, Registrierpunkt
28.	Zahnschiene medial rechts	Messpunkt, Registrierpunkt
29.	Zahnschiene medial links	Messpunkt, Registrierpunkt
30.	Zahnschiene lateral links	Messpunkt, Registrierpunkt

Tabelle 3: Anatomische Lokalisationen der 26 Titanschrauben und Registrierungspunkte

Anhang

Kopf:		Referenzierung:			Registrierung: RMS=			Durchlauf:	
	LM	Abs. Acc. 1	Abs. Acc. 2	Abs. Acc. 3	Abs. Acc. 4	Abs. Acc. 5	Abs. Acc. 6	Abs. Acc. 7	
Frontal rechts	1								
Temporal anterior rechts	2								
Temporal posterior rechts	3								
Infraorbital rechts	4								
Infranasal rechts	5								
Jochbogen rechts	6								
Präaurikulär rechts	7								
Retroaurikulär rechts	8								
Mastoid rechts	9								
Siebbein rechts	_10								
Felsenbeinspitze rechts	_11								
Innerer Gehörgang rechts	_12								
Keilbeinhöhlendach	_13								
Clivus	_14								
Frontal links	_15								
Temporal anterior links	_16								
Temporal posterior links	_17								
Infraorbital links	_18								
Infranasal links	_19								
Jochbogen links	_20								
Präaurikulär links	_21								
Retroaurikulär links	_22								
Mastoid links	_23								
Siebbein links	_24								
Felsenbeinspitze links	_25								
Innerer Gehörgang links	_26								
Zahnschiene	_27								
Zahnschiene	_28								
Zahnschiene	_29								
Zahnschiene	_30								

Tabelle 5: Versuchsprotokoll
Abs. Acc.: Absolute Accuracy

8. Literaturverzeichnis

Abbasi, H. R., Grzeszczuk, R., Chin, S., Fahrig, R., Holz, H., & Shahidi, R. (2001). Clinical fluoroscopic fiducial-based registration of the vertebral body in spinal neuronavigation. *Stud Health Technol Inform, 81*, 1-7.

Al-Swiahb, J. N., & Al Dousary, S. H. (2010). Computer-aided endoscopic sinus surgery: a retrospective comparative study. *Ann Saudi Med, 30*(2), 149-152.

Alp, M. S., Dujovny, M., Misra, M., Charbel, F. T., & Ausman, J. I. (1998). Head registration techniques for image-guided surgery. *Neurol Res, 20*(1), 31-37.

Anon, J. B. (1998). Computer-aided endoscopic sinus surgery. *Laryngoscope, 108*(7), 949-961.

Anon, J. B., Lipman, S. P., Oppenheim, D., & Halt, R. A. (1994). Computer-assisted endoscopic sinus surgery. *Laryngoscope, 104*(7), 901-905.

Apuzzo, M. L., & Sabshin, J. K. (1983). Computed tomographic guidance stereotaxis in the management of intracranial mass lesions. *Neurosurgery, 12*(3), 277-285.

Arapakis, I., Hubbe, U., Maier, W., Laszig, R., & Schipper, J. (2005). LED-Autoregistrierung in der navigierten endonasalen Nasennebenhöhlenchirurgie. *Laryngo-Rhino-Otol, 84*(EFirst), 418-425.

Benardete, E. A., Leonard, M. A., & Weiner, H. L. (2001). Comparison of frameless stereotactic systems: accuracy, precision, and applications. *Neurosurgery, 49*(6), 1409-1415.

Besl, P., & McKay, N. (1992). A Method for Registration of 3D Shapes. *IEEE Trans Patt Anal and mach intelli., 14*(2), 239-256.

Birkfellner, W., Watzinger, F., Wanschitz, F., Enislidis, G., Kollmann, C., & Bergmann, H. (1998). Systematic distortions in magnetic position digitizers. *Med Phys, 25*(11), 2242-2248.

Boecher-Schwarz, H. G., Grunert, P., Guenthner, M., Kessel, G., & Mueller-Forell, W. (1996). Stereotactically guided cavernous malformation surgery. *Minim Invasive Neurosurg, 39*(2), 50-55.

Bucholz, R., Macneil, W., Fewings, P., Ravindra, A., McDurmont, L., & Baumann, C. (2000). Automated rejection of contaminated surface measurements for improved surface registration in image guided neurosurgery. *Stud Health Technol Inform, 70*, 39-45.

Cartellieri, M., & Vorbeck, F. (2000). Endoscopic sinus surgery using intraoperative computed tomography imaging for updating a three-dimensional navigation system. *Laryngoscope, 110*(2 Pt 1), 292-296.

Cartellieri, M., Vorbeck, F., & Kremser, J. (2001). Comparison of six three-dimensional navigation systems during sinus surgery. *Acta Otolaryngol, 121*(4), 500-504.

Caversaccio, & Freysinger. (2003). Computer assistance for intraoperative navigation in ENT surgery. *Minim Invasive Ther Allied Technol, 12*(1), 36-51.

Caversaccio, M., Stieger, C., Weber, S., Häusler, R., & Nolte, L. P. (2009). Navigation und Robotik an der Otobasis. *HNO, 57*(10), 975-982.

Caversaccio, M., Zheng, G., & Nolte, L. P. (2008). Computerassistierte Chirurgie der Nasennebenhöhlen und der vorderen Schädelbasis. *HNO, 56*(4), 376-382.

Caversaccio, M., Zulliger, D., Bachler, R., Nolte, L. P., & Hausler, R. (2000). Practical aspects for optimal registration (matching) on the lateral skull base with an optical frameless computer-aided pointer system. *Am J Otol, 21*(6), 863-870.

Claes, J., Koekelkoren, E., Wuyts, F. L., Claes, G. M., Van den Hauwe, L., & Van de Heyning, P. H. (2000). Accuracy of computer navigation in ear, nose, throat surgery: the influence of matching strategy. *Arch Otolaryngol Head Neck Surg, 126*(12), 1462-1466.

Ebeling, U., Hasdemir, M. G., & Barth, A. (1993). Stereotaktisch geleitete Mikrochirurgie zerebraler Prozesse. *Schweiz Med Wochenschr, 123*(34), 1585-1590.

Ecke, U., Luebben, B., Maurer, J., Boor, S., & Mann, W. J. (2003). Comparison of Different Computer-Aided Surgery Systems in Skull Base Surgery. *Skull Base, 13*(1), 43-50.

Ecke, U., Maurer, J., Boor, S., Khan, M., & Mann, W. J. (2003). Fehlerquellen der Navigation in der lateralen Schädelbasischirurgie. *HNO, 51*(5), 386-393.

Eggers, G., & Muhling, J. (2007). Template-based registration for image-guided skull base surgery. *Otolaryngol Head Neck Surg, 136*(6), 907-913.

Eggers, G., Muhling, J., & Marmulla, R. (2006). Image-to-patient registration techniques in head surgery. *Int J Oral Maxillofac Surg, 35*(12), 1081-1095.

Eggers, G., Mühling, J., & Marmulla, R. (2005). Template-Based Registration for Image-Guided Maxillofacial Surgery. *J Oral Maxillofac Surg, 63*(9), 1330-1336.

Farhadi, M., Jalessi, M., Sharifi, G., Khamesi, S., Bahrami, E., Hammami, M. R., & Behzadi, A. H. (2011). Use of image guidance in endoscopic endonasal surgeries: a 5-year experience. *B-ENT, 7*(4), 277-282.

Federspil, P. A., Stallkamp, J., & Plinkert, P. K. (2001). Robotik Eine neue Dimension in der HNO-Heilkunde? *HNO, 49*(7), 505-513.

Fitzpatrick, J. M., West, J. B., & Maurer, C. R., Jr. (1998). Predicting error in rigid-body point-based registration. *IEEE Trans Med Imaging, 17*(5), 694-702.

Freedman, H. M., & Kern, E. B. (1979). Complications of intranasal ethmoidectomy: a review of 1,000 consecutive operations. *Laryngoscope, 89*(3), 421-434.

Freysinger, W., Gunkel, A. R., Bale, R., Vogele, M., Kremser, C., Schon, G., & Thumfart, W. F. (1998). Three-dimensional navigation in otorhinolaryngological surgery with the viewing wand. *Ann Otol Rhinol Laryngol, 107*(11 Pt 1), 953-958.

Freysinger, W., Gunkel, A. R., Martin, A., Bale, R. J., Vogele, M., & Thumfart, W. F. (1997). Advancing ear, nose, and throat computer-assisted surgery with the arm-based ISG viewing wand: the stereotactic suction tube. *Laryngoscope, 107*(5), 690-693.

Fried, M. P., Kleefield, J., Gopal, H., Reardon, E., Ho, B. T., & Kuhn, F. A. (1997). Image-guided endoscopic surgery: results of accuracy and performance in a multicenter clinical study using an electromagnetic tracking system. *Laryngoscope, 107*(5), 594-601.

Fright, W. R., & Linney, A. D. (1993). Registration of 3-D head surfaces using multiple landmarks. *IEEE Trans Med Imaging, 12*(3), 515-520.

Gall, K. P., Verhey, L. J., & Wagner, M. (1993). Computer-assisted positioning of radiotherapy patients using implanted radiopaque fiducials. *Med Phys, 20*(4), 1153-1159.

Gellrich, N. C., Schramm, A., Hammer, B., Rojas, S., Cufi, D., Lagreze, W., & Schmelzeisen, R. (2002). Computer-assisted secondary reconstruction of unilateral posttraumatic orbital deformity. *Plast Reconstr Surg, 110*(6), 1417-1429.

Gouda, K. I., Freidberg, S. R., Larsen, C. R., Baker, R. A., & Silverman, M. L. (1983). Modification of the Gouda frame to allow stereotactic biopsy of the brain using the GE 8800 computed tomographic scanner. *Neurosurgery, 13*(2), 176-181.

Grauvogel, T. D., Grauvogel, J., Arndt, S., Berlis, A., & Maier, W. (2012). Is there an equivalence of non-invasive to invasive referenciation in computer-aided surgery? *Eur Arch Otorhinolaryngol, 269(10),* 2285-2290.

Grauvogel, T. D., Soteriou, E., Metzger, M. C., Berlis, A., & Maier, W. (2010). Influence of different registration modalities on navigation accuracy in ear, nose, and throat surgery depending on the surgical field. *Laryngoscope, 120*(5), 881-888.

Grenacher, L., Thorn, M., Knaebel, H. P., Vetter, M., Hassenpflug, P., Kauffmann, G. W., & Richter, G. M. (2005). The role of 3-D imaging and computer-based postprocessing for surgery of the liver and pancreas. *Rofo, 177*(9), 1219-1226.

Grunert, P., Charalampaki, K., Kassem, M., Boecher-Schwarz, H., Filippi, R., & Grunert, P., Jr. (2003). Frame-based and frameless stereotaxy in the localization of cavernous angiomas. *Neurosurg Rev, 26*(1), 53-61.

Grunert, P., Darabi, K., Espinosa, J., & Filippi, R. (2003). Computer-aided navigation in neurosurgery. [Review]. *Neurosurg Rev, 26*(2), 73-99; discussion 100-101.

Gunkel, A. R., Thumfart, W. F., & Freysinger, W. (2000). Computerunterstützte 3D-Navigationssysteme. *HNO, 48*(2), 75-90.

Gunkel, A. R., Vogele, M., Martin, A., Bale, R. J., Thumfart, W. F., & Freysinger, W. (1999). Computer-aided surgery in the petrous bone. *Laryngoscope, 109*(11), 1793-1799.

Guoyan Zheng, J. K., Miguel A. González Ballester, Marco Caversaccio, Lutz-Peter Nolte. (2007). Registration techniques for computer navigation. *Current Orthopaedics, 21*(3), 170-179.

Haßfeld, S., Brief, J., Krempien, R., Raczkowsky, J., Münchenberg, J., Giess, H., & Mühling, J. (2000). Computerunterstützte Mund-, Kiefer- und Gesichtschirurgie. *Radiologe, 40*(3), 218-226.

Hassfeld, S., Muhling, J., & Zoller, J. (1995). Intraoperative navigation in oral and maxillofacial surgery. *Int J Oral Maxillofac Surg, 24*(1 Pt 2), 111-119.

Hata, N., Dohi, T., Iseki, H., & Takakura, K. (1997). Development of a frameless and armless stereotactic neuronavigation system with ultrasonographic registration. *Neurosurgery, 41*(3), 608-613.

Hauser, R., Westermann, B., Reinhardt, H., & Probst, R. (1996). Computerunterstützte Chirurgie der Nasennebenhöhlen mit einem optoelektronischen Ortungssystem. *Laryngo-Rhino-Otol, 75*(04), 199-207.

Healthcare, B. (2011). Bericht vom MTRA-Lunchsymposium von Bayer Healthcare beim 92.Deutschen Röntgenkongress. *https://www.vmtb.de/site/ presse/MTRA-Lunchsymposium/Vor-und-Nachteile-von-MRT-und-CT*

Heermann, R., Issing, P. R., Husstedt, H., Becker, H., & Lenarz, T. (2001). Einsatz des Navigationssystems MKM® im Bereich der lateralen Schädelbasis. *Laryngo-Rhino-Otol, 80*(10), 569-575.

Heermann, R., Mack, K. F., Issing, P. R., Haupt, C., Becker, H., & Lenarz, T. (2001). Schädelbasischirurgie mit einem optoelektrischen Navigationssystem. *HNO, 49*(12), 1019-1025.

Heermann, R., Schwab, B., Issing, P. R., Haupt, C., Hempel, C., & Lenarz, T. (2001). Image-guided surgery of the anterior skull base. *Acta Otolaryngol, 121*(8), 973-978.

Heilbrun, M. P., McDonald, P., Wiker, C., Koehler, S., & Peters, W. (1992). Stereotactic localization and guidance using a machine vision technique. *Stereotact Funct Neurosurg, 58*(1-4), 94-98.

Helm, P. A., & Eckel, T. S. (1998). Accuracy of registration methods in frameless stereotaxis. *Comput Aided Surg, 3*(2), 51-56.

Herring, J. L., & Dawant, B. M. (2001). Automatic lumbar vertebral identification using surface-based registration. *J Biomed Inform, 34*(2), 74-84.

Hill, D. L., Hawkes, D. J., Crossman, J. E., Strong, A. J., & Graves, P. (1991). Registration of MR and CT images for skull base surgery using point-like anatomical features. *Br J Radiol, 64*(767), 1030-1035.

Hounsfield, G. N. (1973). Computerized transverse axial scanning (tomography). 1. Description of system. *Br J Radiol, 46*(552), 1016-1022.

Howard, M. A., 3rd, Dobbs, M. B., Simonson, T. M., LaVelle, W. E., & Granner, M. A. (1995). A noninvasive, reattachable skull fiducial marker system. Technical note. *J Neurosurg, 83*(2), 372-376.

Hummel, J., Figl, M., Birkfellner, W., Bax, M. R., Shahidi, R., Maurer, C. R., Jr., & Bergmann, H. (2006). Evaluation of a new electromagnetic tracking system using a standardized assessment protocol. *Phys Med Biol, 51*(10), N205-210.

Hummel, J. B., Maurer, C., Jr., Birkfellner, W. W., Bergmann, H., & Shahidi, R. (2005). Design and application of an assessment protocol for electromagnetic tracking systems. *Med Phys, 32*(7), 2371-2379.

Husstedt, H., Heermann, R., & Becker, H. (1999). Contribution of low-dose CT-scan protocols to the total positioning error in computer-assisted surgery. *Comput Aided Surg, 4*(5), 275-280.

Javer, A. R., Kuhn, F. A., & Smith, D. (2000). Stereotactic computer-assisted navigational sinus surgery: accuracy of an electromagnetic tracking system with the tissue debrider and when utilizing different headsets for the same patient. *Am J Rhinol, 14*(6), 361-365.

Jenny, J. Y. (2006). [The history and development of computer assisted orthopaedic surgery]. *Orthopade, 35*(10), 1038-1042.

Jensen, R. L., Stone, J. L., & Hayne, R. A. (1996). Introduction of the human Horsley-Clarke stereotactic frame. *Neurosurgery, 38*(3), 563-567.

Kall, B. A., Goerss, S. J., Stiving, S. O., Davis, D. H., & Kelly, P. J. (1996). Quantitative analysis of a noninvasive stereotactic image registration technique. *Stereotact Funct Neurosurg, 66*(1-3), 69-74.

Kato, A., Yoshimine, T., Hayakawa, T., Tomita, Y., & Mogami, H. (1991). A frameless, armless navigational system for computer-assisted neurosurgery. Technical note. *J Neurosurg, 74*(5), 845-849.

Kelly, P. J., Alker, G. J., Jr., & Goerss, S. (1982). Computer-assisted stereotactic microsurgery for the treatment of intracranial neoplasms. *Neurosurgery, 10*(3), 324-331.

Kitchen, N. D., Lemieux, L., & Thomas, D. G. (1993). Accuracy in frame-based and frameless stereotaxy. *Stereotact Funct Neurosurg, 61*(4), 195-206.

Klimek, L., & Mösges, R. (1998). Computer-assistierte Chirurgie (CAS) in der HNO-Heilkunde. *Laryngo-Rhino-Otol, 77*(05), 275-282.

Klimek, L., Mösges, R., Laborde, G., & Korves, B. (1995). Computer-assisted image-guided surgery in pediatric skull-base procedures. *J Pediatr Surg, 30*(12), 1673-1676.

Klimek, L., Wenzel, M., & Mosges, R. (1993). Computer-assisted orbital surgery. *Ophthalmic Surg, 24*(6), 411-417.

Knott, P. D., Batra, P. S., Butler, R. S., & Citardi, M. J. (2006). Contour and paired-point registration in a model for image-guided surgery. *Laryngoscope, 116*(10), 1877-1881.

Kremser, C., Plangger, C., Bosecke, R., Pallua, A., Aichner, F., & Felber, S. R. (1997). Image registration of MR and CT images using a frameless fiducial marker system. *Magn Reson Imaging, 15*(5), 579-585.

Lemieux, L., Kitchen, N. D., Hughes, S. W., & Thomas, D. G. (1994). Voxel-based localization in frame-based and frameless stereotaxy and its accuracy. *Med Phys, 21*(8), 1301-1310.

Lichterman, B. L. (1998). Roots and routes of Russian neurosurgery (from surgical neurology towards neurological surgery). *Journal of History of Neurosciences, 7*(2), 125-135.

Luebbers, H. T., Messmer, P., Obwegeser, J. A., Zwahlen, R. A., Kikinis, R., Graetz, K. W., & Matthews, F. (2008). Comparison of different registration methods for surgical navigation in cranio-maxillofacial surgery. *J Craniomaxillofac Surg, 36*(2), 109-116.

Maintz, J. B., & Viergever, M. A. (1998). A survey of medical image registration. *Med Image Anal, 2*(1), 1-36.

Majdani, O., Leinung, M., & Heermann, R. (2006). Neue Entwicklungen der Navigationstechnologie. *HNO, 54*(11), 829-832.

Majdani, O., Leinung, M., Lenarz, T., & Heermann, R. (2003). Navigationsgestützte Chirurgie im Kopf- und Hals-Bereich. *Laryngo-Rhino-Otol, 82*(09), 632-644.

Marmulla, R., Luth, T., Muhling, J., & Hassfeld, S. (2004). Automated laser registration in image-guided surgery: evaluation of the correlation between laser scan resolution and navigation accuracy. *Int J Oral Maxillofac Surg, 33*(7), 642-648.

Marmulla, R., & Muhling, J. (2006). The influence of computed tomography motion artifacts on computer-assisted surgery. *J Oral Maxillofac Surg, 64*(3), 466-470.

Marmulla, R., & Niederdellmann, H. (1998). Computer-assisted bone segment navigation. *J Craniomaxillofac Surg, 26*(6), 347-359.

Mascott, C. R., Sol, J. C., Bousquet, P., Lagarrigue, J., Lazorthes, Y., & Lauwers-Cances, V. (2006). Quantification of true in vivo (application) accuracy in cranial image-guided surgery: influence of mode of patient registration. *Neurosurgery, 59*(1), 146-156.

Maurer, C. R., & Fitzpatrick, J. M. (1993). *A review of medical image registration.* Paper presented at the Interactive Image-Guided Neurosurgery.

Maurer, C. R., Jr., Fitzpatrick, J. M., Wang, M. Y., Galloway, R. L., Jr., Maciunas, R. J., & Allen, G. S. (1997). Registration of head volume images using implantable fiducial markers. *IEEE Trans Med Imaging, 16*(4), 447-462.

Maurer, C. R., Jr., Maciunas, R. J., & Fitzpatrick, J. M. (1998). Registration of head CT images to physical space using a weighted combination of points and surfaces. *IEEE Trans Med Imaging, 17*(5), 753-761.

May, M., Levine, H. L., Mester, S. J., & Schaitkin, B. (1994). Complications of endoscopic sinus surgery: analysis of 2108 patients--incidence and prevention. *Laryngoscope, 104*(9), 1080-1083.

Metson, R. (2003). Image-guided sinus surgery: lessons learned from the first 1000 cases. *Otolaryngol Head Neck Surg, 128*(1), 8-13.

Metson, R., Gliklich, R. E., & Cosenza, M. (1998). A comparison of image guidance systems for sinus surgery. *Laryngoscope, 108*(8 Pt 1), 1164-1170.

Metzger, M. C., Rafii, A., Holhweg-Majert, B., Pham, A. M., & Strong, B. (2007). Comparison of 4 registration strategies for computer-aided maxillofacial surgery. *Otolaryngol Head Neck Surg, 137*(1), 93-99.

Miller, R. J. (2007). Navigated surgery in oral implantology: a case study. *Int J Med Robot, 3*(3), 229-234.

Moore, C. E., Ross, D. A., & Marentette, L. J. (1999). Subcranial approach to tumors of the anterior cranial base: analysis of current and traditional surgical techniques. *Otolaryngol Head Neck Surg, 120*(3), 387-390.

Mösges, R., & Schlöndorff, G. (1988). A new imaging method for intraoperative therapy control in skull-base surgery. *Neurosurg Rev, 11*(3-4), 245-247.

Oeken, J., & Törpel, J. (2008). Der Einfluss der Navigation auf die endoskopische NNH-Chirurgie. *HNO, 56*(2), 151-157.

Panigrahy, A., Caruthers, S. D., Krejza, J., Barnes, P. D., Faddoul, S. G., Sleeper, L. A., & Melhem, E. R. (2000). Registration of three-dimensional MR and CT studies of the cervical spine. *AJNR Am J Neuroradiol, 21*(2), 282-289.

Raabe, A., Krishnan, R., Wolff, R., Hermann, E., Zimmermann, M., & Seifert, V. (2002). Laser surface scanning for patient registration in intracranial image-guided surgery. *Neurosurgery, 50*(4), 797-801.

Ramakrishnan, V. R., Kingdom, T. T., Nayak, J. V., Hwang, P. H., & Orlandi, R. R. (2012). Nationwide incidence of major complications in endoscopic sinus surgery. *Int Forum Allergy Rhinol, 2*(1), 34-39.

Rana, M., Essig, H., Eckardt, A. M., Tavassol, F., Ruecker, M., Schramm, A., & Gellrich, N. C. (2012). Advances and innovations in computer-assisted head and neck oncologic surgery. *J Craniofac Surg, 23*(1), 272-278.

Roberts, D. W., Strohbehn, J. W., Hatch, J. F., Murray, W., & Kettenberger, H. (1986). A frameless stereotaxic integration of computerized tomographic imaging and the operating microscope. *J Neurosurg, 65*(4), 545-549.

Rosenow, J. M., & Sootsman, W. K. (2007). Application accuracy of an electromagnetic field-based image-guided navigation system. *Stereotact Funct Neurosurg, 85*(2-3), 75-81.

Roth, M., Lanza, D. C., Zinreich, J., Yousem, D., Scanlan, K. A., & Kennedy, D. W. (1995). Advantages and disadvantages of three-dimensional computed tomography intraoperative localization for functional endoscopic sinus surgery. *Laryngoscope, 105*(12 Pt 1), 1279-1286.

Schicho, K., Figl, M., Seemann, R., Birkfellner, W., Bergmann, H., Wagner, A., & Ewers, R. (2007). Comparison of laser surface scanning and fiducial marker-based registration in frameless stereotaxy. Technical note. *J Neurosurg, 106*(4), 704-709.

Schlaier, J., Warnat, J., & Brawanski, A. (2002). Registration accuracy and practicability of laser-directed surface matching. *Comput Aided Surg, 7*(5), 284-290.

Schlöndorff, G., Mösges, R., Meyer-Ebrecht, D., Krybus, W., & Adams, L. (1989). CAS (computer assisted surgery). Ein neuartiges Verfahren in der Kopf- und Halschirurgie. *HNO, 37*(5), 187-190.

Spiegel Ea - Wycis, H. T.-M., M. - Lee, A. J. (1947). Stereotaxic Apparatus for Operations on the Human Brain. *Science, 106*(2754), 349-350.

Strauß, G. (2009). Computerassistierte Chirurgie an der Rhinobasis. *HNO, 57*(10), 990-997.

Strauß, G., Koulechov, K., Röttger, S., Bahner, J., Meixensberger, J., Dietz, A., & Lüth, T. (2006). Ist der Vorteil eines Navigationssystems in der HNO-Chirurgie messbar? *HNO, 54*(12), 947-957.

Strauß, G., Koulechov, K., Stopp, S., Strauss, M., Meixensberger, J., & Lüth, T. (2006). Verbesserte Umsetzung der Resektionsgrenzen in der Nasennebenhöhlenchirurgie mit dem navigiert-kontrollierten Shaver. *Laryngo-Rhino-Otol, 85*(EFirst), 559-566.

Strauß, G., Spitzer, C., Dittrich, E., Hofer, M., Strauss, M., & Lüth, T. (2009). Ein modifiziertes Verfahren zur bissschienenbasierten Patientenregistrierung für die HNO-Navigation. *HNO, 57*(2), 153-159.

Sugano, N., Sasama, T., Sato, Y., Nakajima, Y., & Ochi, T. (2001). Accuracy evaluation of surface-based registration methods in a computer navigation system for hip surgery performed through a posterolateral approach. *Comput Aided Surg, 6*(4), 195-203.

Tabaee, A., Kacker, A., Kassenoff, T. L., & Anand, V. (2003). Outcome of computer-assisted sinus surgery: a 5-year study. *Am J Rhinol, 17*(5), 291-297.

Tanaka, T., Olivier, A., Hashizume, K., Hodozuka, A., & Nakai, H. (1999). Image-guided epilepsy surgery. *Neurol Med Chir (Tokyo), 39*(13), 895-900.

Wagner, A., Schicho, K., Birkfellner, W., Figl, M., & Ewers, R. (2002). Quantitative analysis of factors affecting intraoperative precision and stability of optoelectronic and electromagnetic tracking systems. *Med Phys, 29*(5), 905-912.

Wagner, A., Schicho, K., Kainberger, F., Birkfellner, W., Grampp, S., & Ewers, R. (2003). Quantification and clinical relevance of head motion during computed tomography. *Invest Radiol, 38*(11), 733-741.

Wang, M. Y., Maurer, C. R., Jr., Fitzpatrick, J. M., & Maciunas, R. J. (1996). An automatic technique for finding and localizing externally attached markers in CT and MR volume images of the head. *IEEE Trans Biomed Eng, 43*(6), 627-637.

Watanabe, E., Watanabe, T., Manaka, S., Mayanagi, Y., & Takakura, K. (1987). Three-dimensional digitizer (neuronavigator): new equipment for computed tomography-guided stereotaxic surgery. *Surg Neurol, 27*(6), 543-547.

West, J. B., Fitzpatrick, J. M., Toms, S. A., Maurer, C. R., Jr., & Maciunas, R. J. (2001). Fiducial point placement and the accuracy of point-based, rigid body registration. *Neurosurgery, 48*(4), 810-816.

Westermann, B., Trippel, M., & Reinhardt, H. (1995). Optically-navigable operating microscope for image-guided surgery. *Minim Invasive Neurosurg, 38*(3), 112-116.

Winkelmann, M. (2010). Evaluation eines Navigationssystems zur einzeitigen Versorgung von kraniofazialen Knochendefekten mit CAD/CAM-Implantaten, s. 25, http://www.diss.fu-berlin.de/diss/servlets/MCRFileNodeServlet/ FUDISS_derivate_000000008175/promotion_navcadcam.pdf?hosts=.

Wise, S. K., & DelGaudio, J. M. (2005). Computer-aided surgery of the paranasal sinuses and skull base. *Expert Rev Med Devices, 2*(4), 395-408.

Wurm, J., Bumm, K., Steinhart, H., Fahlbusch, R., & Iro, H. (2005). Endonasale Entfernung eines ausgedehnten Kraniopharyngeomrezidivs mit Hilfe der intraoperativen Navigation. *HNO, 53*(11), 973-977.

Wyper, D. J., Turner, J. W., Patterson, J., Condon, B. R., & Rowan, J. O. (1986). Accuracy of stereotaxic localisation using MRI and CT. *J Neurol Neurosurg Psychiatry, 49*(12), 1445-1448.

Zamorano, L. J., Nolte, L., Kadi, A. M., & Jiang, Z. (1993). Interactive intraoperative localization using an infrared-based system. *Neurol Res, 15*(5), 290-298.

9. Abkürzungsverzeichnis

3D	Dreidimensional
CAS	Computer assisted surgery
CCD	Charge-coupled Device
CD-ROM	Compact Disc Read-Only Memory
CT	Computertomographie
DICOM	Digital Imaging and Communications in Medicine
DSA	Digital subtraction Angiography
FLE	Fiducial Localization Error
FRE	Fiducial Registration Error
HNO	Hals-Nasen-Ohrenheilkunde
IR-LED	Infrarot-lichtemittierende Diode
LED	Lichtemittierende Diode
MRT	Magnetresonanztomographie
OP	Operation
PPR	Paired-Point-Registration
RMS	Root mean square
RMSE	Root Mean Square Error
TE	Targeting Error
TRE	Target Registration Error

10. Abbildungsverzeichnis

Abbildung 1.1: Mechanisches Navigationssystem von Watanabe et al. 1987 ....s.8

Abbildung 1.2: Technische Entwicklung der computerassistierten Chirurgie s.9

Abbildung 1.3: Einteilung Referenzmarker (modifiziert nach Winkelmann, 2010) s.20

Abbildung 1.4: Funktionsprinzip des Oberflächenkonturenmatchings modifiziert nach BrainLAB Academy Manual s.24

Abbildung 1.5: Taktile und Berührungslose Hautoberflächenregistrierung modifiziert nach BrainLAB Academy Manual..............................s.26

Abbildung 1.6: Registrierungsfehler modifiziert nach West et. al...............s.27

Abbildung 3.1: Schädelmodell mit Titanschrauben und Silikonmaske.......s.32

Abbildung 3.2: Zugang zu Schrauben an Schädelbasis und Schraubenpositionierung am fertigen Modell.............................s.33

Abbildung 3.3: Navigationssystem InstaTrak 3500, Receiver...................s.34

Abbildung 3.4: Instrumente für Navigationssystem InstaTrak 3500..........s.35

Abbildung 3.5: Pointer, Handgriff und Empfänger......................................s.35

Abbildung 3.6: GE Healthcare Headset s.36

Abbildung 3.7: GE Healthcare Headset Fixierplatte und laterale Marker ..s.37

Abbildung 3.8: Screenshots von Planung und Navigation s.37

Abbildung 3.9: Versuchsaufbau Animation und Realität s.38

Abbildung 3.10: Kalibrierungsprozess modifiziert nach InstaTrak 3500 Betriebsmanual s.39

Abbildung 3.11: Referenzmarker der invasiven Schraubenmarkerregistrierung s.41

Abbildung 3.12: Laterale Marker für automatic Plus Modus modifiziert nach InstaTrak 3500 Betriebsmanual s.42

Abbildung 3.13: Screenshots der Hautoberflächenregistrierung AccuMatch s.43

Abbildung 3.14: Oberkieferzahnschiene s.44

Abbildung 3.15: Markierungen für Registrierung mittels anatomischer Landmarken s.45

Abbildung 4.1: Gesamtgenauigkeit invasiver und nicht-invasiver Registrierungsmethoden s.47

Abbildung 4.2: Messwerte invasiver Schraubenmarkerregistrierung s.48

Abbildung 4.3: Verteilung der Genauigkeitswerte invasiver Schraubenmarkerregistrierung s.49

Abbildung 4.4: Messwerte automatischer Registrierung s.50

Abbildung 4.5: Verteilung der Genauigkeitswerte bei automatischer Registrierung......s.51

Abbildung 4.6: Messwerte Hautoberflächenregistrierung AccuMatch......s.52

Abbildung 4.7: Verteilung der Genauigkeitswerte bei Hautoberflächenregistrierung......s.53

Abbildung 4.8: Genauigkeiten an Einzellokalisationen......s.54

Abbildung 4.9: Genauigkeit an Einzellokalisationen nach Schraubenmarkerregistrierung......s.55

Abbildung 4.10: Genauigkeit an Einzellokalisationen nach automatischer Registrierung......s.56

Abbildung 4.11: Genauigkeit an Einzellokalisationen nach Hautoberflächenregistrierung......s.57

Abbildung 4.12: Vergleich der Genauigkeit der Einzellokalisationen zwischen Gruppen......s.58
Invasive Schraubenmarkerregistrierung vs. Automatic Plus Registrierung

Abbildung 4.13: Vergleich der Genauigkeit der Einzellokalisationen zwischen Gruppen......s.59
Invasive Schraubenmarkerregistrierung vs. Hautoberflächenregistrierung AccuMatch

Abbildung 4.14: Vergleich der Genauigkeit der Einzellokalisationen zwischen Gruppen......s.60
Automatic Plus Registrierung vs. Hautoberflächenregistrierung AccuMatch

Abbildung 4.15: Gesamtgenauigkeit von Lokalisationsgruppen......s.61

Abbildung4.16: Genauigkeiten von Lokalisationsgruppen bei verschiedenen Registrierungsmethoden s.62

Abbildung 4.17: Genauigkeiten von Lokalisationsgruppen aller drei Registrierungsmethoden s.64

Abbildung 4.18: Vergleich von Lokalisationsgruppen s.65
Schraubenmarkerregistrierung versus automatische Registrierung

Abbildung 4.19: Vergleich von Lokalisationsgruppen s.66
Schraubenmarkerregistrierung versus Hautoberflächenregistrierung AccuMatch

Abbildung 4.20: Vergleich von Lokalisationsgruppen s.67
Automatische Registrierung versus Hautoberflächenregistrierung AccuMatch

Abbildung 4.21: Vergleich Messreihe bei Registrierung mit 4 bzw. 5 anatomischen Landmarken s.68

Abbildung 4.22: Genauigkeiten bei der Oberkieferzahnschienenregistrierung mit Trendlinie s.71

11. Tabellenverzeichnis

Tabelle 1: Kommerziell erhältliche Navigationssysteme s.17

Tabelle 2: Referenzierungssysteme...s.18

Tabelle 3: Anatomische Lokalisationen der 26 Titanschrauben und Registrierungspunkte s.92

Tabelle 4: CT Scan Protokoll modifiziert nach InstaTrak 3500 Betriebsmanual s.33

Tabelle 5: Versuchsprotokoll s.93

Tabelle 6: Anzahl und Art von Referenzmarkern für jede Registrierungsmethode s.40

Tabelle 7: Anatomischen Punkte für Registrierung mittels anatomischer Landmarken s.45

Tabelle 8: Wichtige Lokalisationen für den Hals-Nasen-Ohren Arzt s.54

Tabelle 9: Lokalisationsgruppen s.61

Tabelle 10: Genauigkeitswerte bei Registrierung mittels 4 bzw. 5 anatomischer Landmarken s.69

Tabelle 11: Genauigkeitswerte Oberkieferzahnschienenregistrierung s.70

12. Danksagung

Ich möchte mich bei Prof. Dr. W. Maier für die Möglichkeit bedanken, dass ich mit dieser experimentellen Arbeit auf dem hochinteressanten Gebiet der computerassistierten Chirurgie promovieren durfte.
Ein großes Dankeschön geht an meine Betreuerin Dr. Tanja Grauvogel, die mir über die letzten 3 Jahre stets zur Seite stand und ohne deren Hilfe diese Arbeit nicht zustande gekommen wäre.
Ein besonderes Dankeschön geht an Prof. Dr. J. Schulte-Mönting vom Institut für Biometrie und medizinische Informatik, Abteilung medizinische Biometrie und Statistik der Universität Freiburg im Breisgau, verantwortlich für die statistische Auswertung der gesamten Messergebnisse.
Ich bedanke mich bei den Mitarbeitern der Neuroradiologie für die Durchführung der Bildgebung und bei Frau I. Neu, Maskenbildnerin des Theaters Freiburg, für die Herstellung der Silikonmasken der Schädelmodelle.
Zuletzt danke ich meiner Familie, die mich über mehrere Jahre sowohl bei meinem Studium als auch bei der Promotionsarbeit stets unterstützt und gefördert hat.
Vielen Dank.

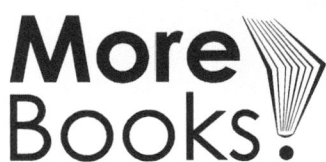

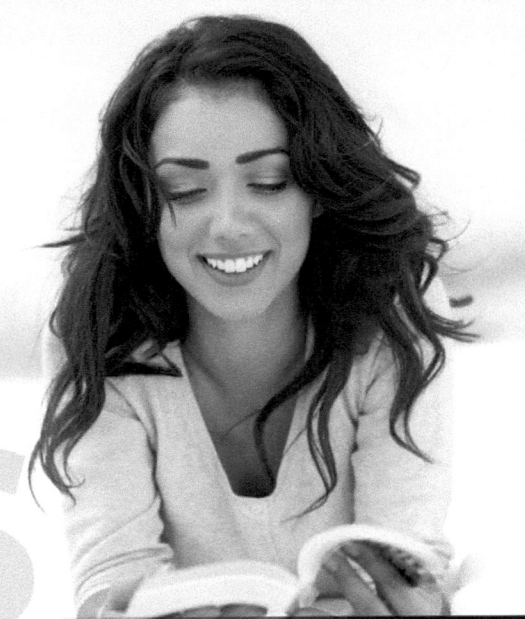

i want morebooks!

Buy your books fast and straightforward online - at one of world's fastest growing online book stores! Environmentally sound due to Print-on-Demand technologies.

Buy your books online at
www.get-morebooks.com

Kaufen Sie Ihre Bücher schnell und unkompliziert online – auf einer der am schnellsten wachsenden Buchhandelsplattformen weltweit! Dank Print-On-Demand umwelt- und ressourcenschonend produziert.

Bücher schneller online kaufen
www.morebooks.de

VDM Verlagsservicegesellschaft mbH
Heinrich-Böcking-Str. 6-8   Telefon: +49 681 3720 174   info@vdm-vsg.de
D - 66121 Saarbrücken   Telefax: +49 681 3720 1749 www.vdm-vsg.de

Printed by Books on Demand GmbH, Norderstedt / Germany